I n h a l t

Warum der Mensch in unserer Zeit so oft nicht »kann«

Es gibt Leiden, die gelten als kultiviert, andere sind tragisch, manche geradezu in Mode. Sie alle wecken Anteilnahme, wenn man davon erfährt. Bei einer Verstopfung ist das anders. Aus diesem Leiden wird so gut wie nie ein attraktives Plauderthema. Wir sind, was die Ergebnisse unserer Verdauung angeht, wie die »Dame ohne Unterleib«, die früher als Monstrosität auf Jahrmärkten ausgestellt wurde. Worte wie Verdauung und Stuhlgang kommen in der Unterhaltung guterzogener Menschen nicht vor. Was geht es Nachbarn, Bekannte und Kollegen an, wenn uns ein überfüllter Darm plagt. Der Nachteil solcher Diskretion: Weil sie mit niemandem darüber reden, fühlen sich viele Leute, die unter Verstopfung leiden, oft als Außenseiter. Sie hüten sozusagen »ein dunkles Geheimnis«. Und die Vorstellung, nur sie allein hätten ein so verfängliches Problem, hindert sie daran, sich bei anderen Menschen Rat zu holen und Erfahrungen auszutauschen.

Fast immer hat die Verstopfung ihre Ursachen im Lebensstil. Essen und Trinken, Spannung und Entspannung, Bewegung und Sichausruhen – all diese Aspekte spielen für den Verdauungstrakt eine wesentliche Rolle. Mehr als uns manchmal lieb ist, zeigt sich der Darm als Abbild des Menschen, dem er dient. Er spiegelt sowohl das körperliche als auch das seelische Befinden wider, denn die Verdauung wird durch eine enge Verknüpfung von Hormonen und Nerven reguliert.

Ginge es nach den gesellschaftlichen Umgangsformen, würde man sich auf der Toilette allenfalls die Hände waschen oder die Nase pudern

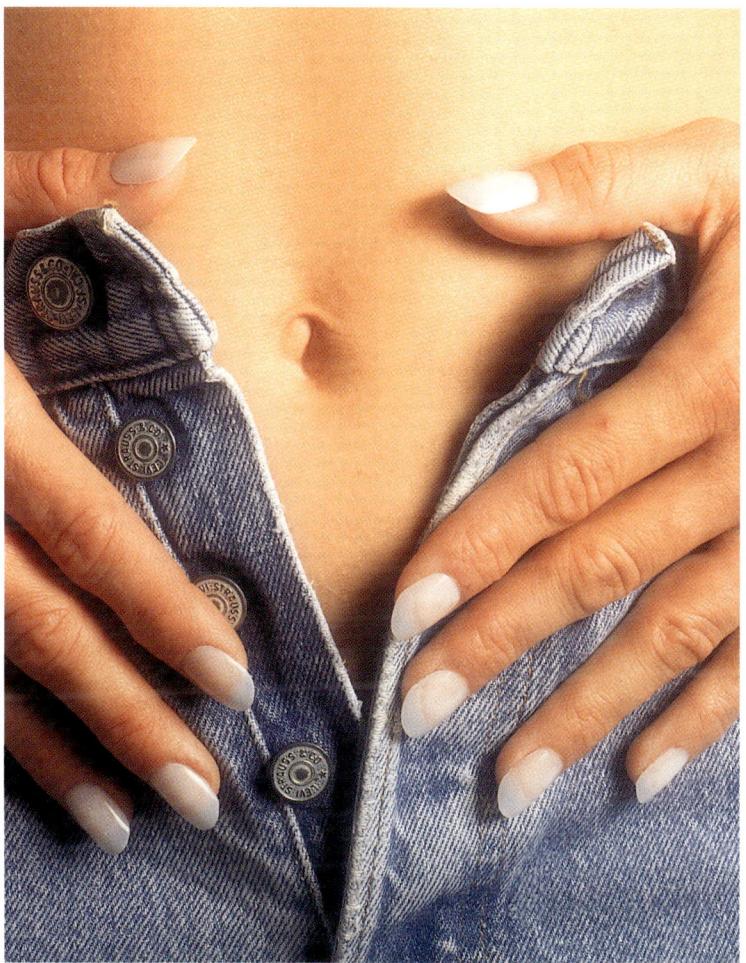

Signale aus dem Bauch

Der Chef hat die Mitarbeiter der Abteilung zu einer wichtigen Besprechung zusammengerufen. Alle sitzen bereits, es herrscht erwartungsvolle Stille. Ausgerechnet jetzt beginnt es bei einem der Anwesenden im Bauch zu rumoren. Um Himmelswillen, jetzt kann ich doch nicht, denkt derjenige. Er stellt sich vor, was die anderen sagen, wenn er jetzt rausrennen würde – und kneift untenherum alles zusammen. Für einige Minuten zeigt der Darm seine Bedürfnisse deutlich an, und der Wunsch, aufs stille Örtchen zu gehen, wird immer drängender. Aber dann gewinnt der Kopf, und der Darm muß nun Ruhe geben. Das »menschliche Rühren« verschwindet, die Besprechung kann ungehindert weitergehen.

Kommt Ihnen diese Situation bekannt vor? Solche Szenen passieren sicher täglich millionenfach. Wenn der Darm seine Bedürfnisse anmeldet, stecken wir oft genug in Besprechungen, telefonieren oder tun sonst was Wichtiges. Es gehört schon eine gewaltige Portion Selbstbewußtsein dazu, seine Tätigkeit sofort zu unterbrechen, um den Signalen aus dem Bauch zu folgen. Was wäre beispielsweise, wenn die Kassiererin im Supermarkt mitten in die Schlange der Kunden hinein verkünden würde: »Mein Darm meldet sich. Ich brauche jetzt eine Viertelstunde Ruhe fürs stille Örtchen.« Undenkbar, nicht wahr? Persönliche Geschäfte dieser Art sind, wenn es nach Kunden und Chefs geht, stillschweigend in die Pause zu verlegen. Glücklicherweise nimmt es uns der Darm nicht krumm, wenn er ab und zu auf einen günstigeren Zeitpunkt warten muß.

Häufig genug stehen wir jedoch im Alltag so sehr unter nervlicher Anspannung, daß kein ruhiges Viertelstündchen für die Bedürfnisse des Darms übrigbleibt und er sich nicht mehr traut, seine Arbeit zu tun. Wer beispielsweise zu Stoßzeiten in hohem Tempo auf der Autobahn fährt, um einen Termin zu schaffen, wird seinen Darm nicht spüren. Streß schaltet den Verdauungstrakt ab, damit er den Kopf beim überlebenswichtigen »Notfall-Management« nicht behindert. Doch was geschieht, wenn Hektik den ganzen Tag beherrscht?

Für manchen Zeitgenossen beginnt der Morgen so: Schüsse, Schreie, rennende Menschen, brennende Häuser, schockierende Bilder in rasanter Folge. Oder verzweifelte Gesichter in Nahaufnahme, weil ein Betrieb schließt und die Arbeitnehmer vor der Kündigung stehen. Das Frühstücksfernsehen bringt schon am Beginn des Tages den Horror aus der ganzen Welt in unsere Wohnungen und belastet Körper und Seele! Wer gerade aus dem Bad kommt und sich kaum den Schlaf aus den Augen gerieben hat, dessen Puls wird beim Anblick schrecklicher Ereignisse im Fernsehen stark beschleunigt. Was diese Bilder im Gehirn auslösen, ist klar: Streß. Unser Nervensystem kann schließlich kaum unterscheiden, ob die Gefahr elektronisch daherkommt oder hautnahe Realität ist. Wie bei jeder Bedrohung von außen stoppt das Gehirn sicherheitshalber die Tätigkeit des Darms. Das Ergebnis für manchen empfindsamen Mitmenschen: Verstopfung.

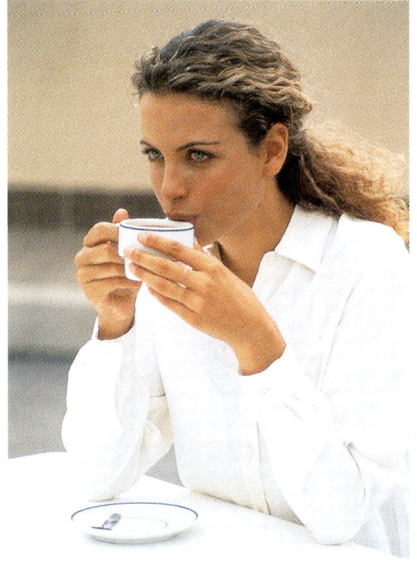

Wer ständig unter Druck steht, gibt seinem Verdauungstrakt kaum eine Chance, seine Arbeit zu tun. Der Darm erlahmt, und wenn er sich dann entleeren soll, klappt es einfach nicht mehr. Die Anspannung im Arbeitsleben und der sogenannte moderne Lebensstil bestimmen den Tagesablauf vieler Europäer so lückenlos, daß natürliche Bedürfnisse immer wieder unterdrückt werden. Hört sein Besitzer nicht auf die leisen Botschaften seines Bauchs, weil er stets Wichtigeres zu tun hat, »lernt« der Darm irgendwann, daß es aussichtslos ist, sich zu melden. Wer sich keine Zeit nimmt, regelmäßig in Ruhe auf die Toilette zu gehen, kann eben nicht, wenn er dann könnte. So entsteht eine chronische Verstopfung.

Lassen Sie sich nicht schon am Morgen vom Tagesstreß beeinflussen, sondern nehmen Sie sich Zeit für ein entspanntes Frühstück

Manchmal macht die Seele »dicht«

Wie deftige Sprüche zeigen, ist die enge Verknüpfung von Seelenlage und Verdauung schon seit Jahrhunderten bekannt. Es gilt sozusagen als Volksweisheit, daß jeder, der täglich einen üppigen Haufen setzen kann, auch ein gesundes Gefühlsleben hat. Klappt es nicht, wird der Mensch trübsinnig. So ähnlich sah es auch Johann Wolfgang von Goethe, als er sich in späten Jahren über seine sentimentale Schwärmerei in dem Frühwerk »Die Leiden des jungen Werthers« mit einem Gedicht lustig machte und dabei kein Blatt vor den Mund nahm.

Nicolai auf Werthers Grabe

»Freuden des jungen Werthers«
Ein junger Mann, ich weiß nicht wie,
Starb einst an der Hypochondrie
Und ward denn auch begraben.
Da kam ein schöner Geist herbei,
Der hatte seinen Stuhlgang frei,
Wie's denn so Leute haben.
Der setzt notdürftig sich aufs Grab
Und legte da sein Häuflein ab,
Beschaute freundlich seinen Dreck,
Ging wohl eratmet wieder weg
Und sprach zu sich bedächtiglich:
»Der gute Mensch, wie hat er sich verdorben!
Hätt er geschissen so wie ich,
Er wäre nicht gestorben!«

Tatsächlich erzählen viele Menschen, die unter Verstopfung leiden, von seelischer Beeinträchtigung. Sie fühlen sich bedrückt, übellaunig und antriebsschwach, wenn sie den Darm nicht regelmäßig entleeren können. Umgekehrt zeigen sich Depressionen und andere seelische Störungen nicht selten zuerst durch eine Verstopfung.

Der Grund für solche Effekte liegt wohl in dem aus rund 100 Millionen Zellen enggeflochtenen Nervennetzwerk des Darms. Bis vor kurzem ahnten nicht einmal Spezialisten, wie ausnehmend komplex und umfangreich das Nervensystem des Darms ist. Immerhin überwachen mehr Nervenzellen das Geschehen im Verdauungstrakt, als sie beispielsweise im Rückenmark vorhanden sind. Amerikanische Forscher nennen die Nerven des Verdauungstraks deshalb »visceral brain«, auf deutsch: »Bauch-Hirn«. Der Darm ist also nicht nur im Volksglauben eng mit der Entstehung von Gefühlen verbunden. Naturwissenschaftler konnten die Zusammenhänge inzwischen mindestens teilweise aufschlüsseln. So spielen beispielsweise die Nervenzellen in der Darmwand eine wesentliche Rolle beim Entstehen von Glücksgefühlen und Depressionen. Denn sie produzieren eine ganze Reihe von Hormonen, so zum Beispiel Serotonin und Melatonin, Dopamin und Norephedrin, die allesamt das Gemüt und die Stimmung des Menschen beeinflussen. Fast jede nervenwirksame Substanz, die den Stoffwechsel des Gehirns kontrolliert, findet sich auch im Darm wieder. Der Bauch beeinflußt also den Kopf mindestens genauso sehr wie der Kopf den Bauch.

Warten auf das nächste Mal

Das kennt fast jeder: Nach einigen Tagen ohne Stuhlgang fühlt sich der Leib hart an, und man mag sich nicht mehr bücken, weil einem die angeschwollenen Eingeweide im Weg sind. Spätestens dann beginnt man sich notgedrungen wieder um die Darmfunktionen zu kümmern. Aber was tun? Zum Arzt gehen? Schon ein Satz wie »Herr Doktor, ich kann nicht recht auf die Toilette« kommt manchem nicht über die Lippen. Zu peinlich scheint ein Gespräch über die Produkte der Verdauung. »Und überhaupt, was soll der Arzt von mir halten, wenn ich wegen einer solchen Lappalie zu ihm komme«, denken vor allem ältere Menschen. Sie gehen lieber in den Drogeriemarkt um die Ecke und greifen ohne Aufsehen ins Regal mit den Abführmitteln. Oder sie verlangen in der Apotheke nach »Thurbolax-Pillen« oder »Flottino-Granulat«, also nach einem beliebigen

Präparat, das sie aus der Werbung kennen. Ob diese Mittel geeignet sind, das Problem zu lösen, kann der Käufer nur selten beurteilen. Häufig genug manövriert er sich durch den Gebrauch des Abführmittels erst richtig in eine dauerhafte Verstopfung hinein.

Es fehlen die Worte

Kinder sind an ihren »Häufchen« meist ausgesprochen interessiert. Deshalb untersuchen sie sie, oft zum Entsetzen der Eltern, ohne Hemmungen. Lernen die Kinder schon früh, daß der Gang zum Klo »ieh« und »bäh« ist, werden sie als Erwachsene

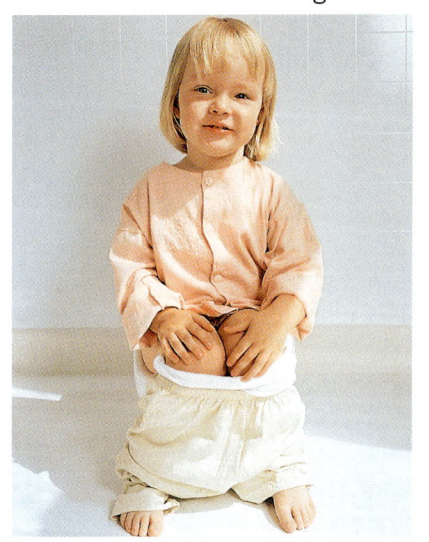

kaum locker darüber reden mögen. Wird dagegen übermäßig viel Wert auf die Regelmäßigkeit des »großen Geschäfts« gelegt, lernen die Kleinen schnell, wie wichtig die Großen die Sache nehmen. Gewitzte kleine Tyrannen versuchen dann mit »Verkneifen« bei den Großen Aufmerksamkeit zu erlangen. So kann eine Tendenz zur Verstopfung durch besonders gesundheitsbewußte Eltern und durch Pünktlichkeitsfanatiker regelrecht antrainiert werden.

Erwachsene geben es zwar nicht zu, doch auch sie werfen nach getaner Tat gern einen Blick zurück, begucken das Resultat und ziehen Schlüsse daraus. So wundert es kaum, daß mancher ein geruchshemmendes Tiefspülklo gegen eines mit »Liegefläche« (Terminus technicus: Flachspüler) auswechseln läßt, weil er darunter leidet, das Produkt seiner Verdauungstätigkeit in der Tiefe des Beckens nicht mehr betrachten zu können. Mit dem Gang zum Klo ist es wie mit allen Themen, die als nicht gesellschaftsfähig gelten, also mit einem Tabu belegt sind: Man interessiert sich ganz besonders für sie!
Vielen Menschen ist die Verdauung fürs Wohlbefinden äußerst

wichtig. In ihrem intimen Umfeld sprechen sie deshalb ausgesprochen gern darüber. Manche Familie erfindet für den Vorgang und die daraus folgenden Produkte sogar ihre eigenen, nett klingenden Namen, weil die Sprache zu wenig angenehme Ausdrücke anbietet. So verkündet beispielsweise eine kultivierte 98jährige Frau ihrer Familie ab und an nach dem morgendlichen Gang zum Klo, wie sehr es sie freut, daß sie mit fast hundert Jahren noch jeden Morgen »ihren Dutt setzen« kann. Wer würde in einem solchen Fall schon Begriffe wie Kot, Exkremente, Fäkalien oder Fäzes wählen. Sie sind einfach befremdlich. Wurst, Haufen und Pup stammen aus der Kindersprache, auf die mancher peinlich berührt zurückgreift, um vulgäre Ausdrücke zu vermeiden. Begriffe wie Stuhl oder Stuhlgang sind zwar auch nicht gerade hübsch, aber sie lassen sich noch am besten benutzen, wenn man mit einem Fremden oder mit dem Arzt spricht.

Stumm und taktvoll

Wenn es um Verstopfung geht, tragen Ärzte manchmal, ohne es zu wollen, zur Sprachlosigkeit bei. Vor allem junge Mediziner fragen kaum noch, wie es die Hausärzte dazumal taten: »Und wie steht es mit dem Stuhlgang?« Mit so einer Frage kann ein Arzt mit etwas Menschenkenntnis den Einstieg ins heikle Thema erleichtern oder überhaupt ermöglichen.

Doch das gelingt nur, wenn der Doktor sich nicht hinter seinem Fachjargon versteckt, sondern Tacheles redet. Begriffe wie »Obstipation« (Verstopfung), »Colon« (Dickdarm), »Defäkation« (Kot ausscheiden, sich entleeren), »Laxanzien« (Abführmittel) oder »Darmpassage« (der Weg der Nahrungsreste durch den Darm) behindern die Verständigung mit dem Ratsuchenden. Gute Ärzte nennen die Dinge beim Namen. Beherrschen Arzt und Patient etwa die bilderreiche Sprache des örtlichen Dialekts oder des Plattdeutschen, können sie die Klippen eines heiklen

Gesprächs heiter umschiffen und auf diese Weise der ganzen Angelegenheit die Peinlichkeit nehmen.

Eine Aussprache lohnt sich immer. Vor allem für Menschen mit Typ-II-Diabetes, Gallensteinen, entzündlichen oder nervösen Darmerkrankungen, Divertikulose, Arteriosklerose, Venenbeschwerden oder Übergewicht. Sie leiden oft bereits seit Jahrzehnten unter einer ausgeprägten Verstopfung. Wird diese richtig behandelt, läßt sich häufig auch die chronische Erkrankung lindern oder sogar völlig zum Verschwinden bringen.

Mit leerem Darm klappt's nicht

Verstopfung hat etwas mit falscher Ernährung zu tun, das weiß heute fast jeder. Doch um zu begreifen, warum wir heute so oft unter Verstopfung leiden, sollte man sich die Eßgewohnheiten unserer Vorfahren anschauen. Denn nichts hat das Gefüge unserer Verdauungsorgane so sehr beeinflußt wie das, was wir essen. Unser Verdauungssystem entwickelte sich seit Anbeginn immer mit dem Ziel, die wenigen zur Verfügung stehenden Nahrungsmittel perfekt zu verarbeiten. Was aber aß der Neandertaler oder wie immer unsere Vorfahren hießen? Forscher, die sich mit der Vergangenheit der Menschheit beschäftigen, sind überzeugt, daß unsere Ahnen hauptsächlich von Samen, Beeren, Blättern, Knollen und Wurzeln lebten, die sie auf langen Wanderungen sammelten. Fleisch oder Fisch bekamen sie nur zwischen die Zähne, wenn ihnen das Jagdglück lachte. Also stellte sich der Verdauungstrakt mindestens 100.000 Jahre lang auf pflanzliche »Grobkost« ein. Erst als Tiere gezähmt und gezüchtet wurden, stieg der Verzehr von Fleisch. Üppige Fleischportionen aßen unsere Vorfahren jedoch bis vor rund 50 Jahren nur zu Fest- und Feiertagen. Kein Wunder, daß unser »altmodisch« konstruierter Darm leicht mit Verstopfung reagiert, wenn er mit fabrikneuen Snacks wie Pizza, Schokoriegel, Riesen-Eiscreme, Mousse au chocolat, Hamburger und Hot dogs fertig werden muß.

Auf moderne Eßgewohnheiten mit ballastarmen Snacks sind die Ausscheidungsorgane nicht eingestellt

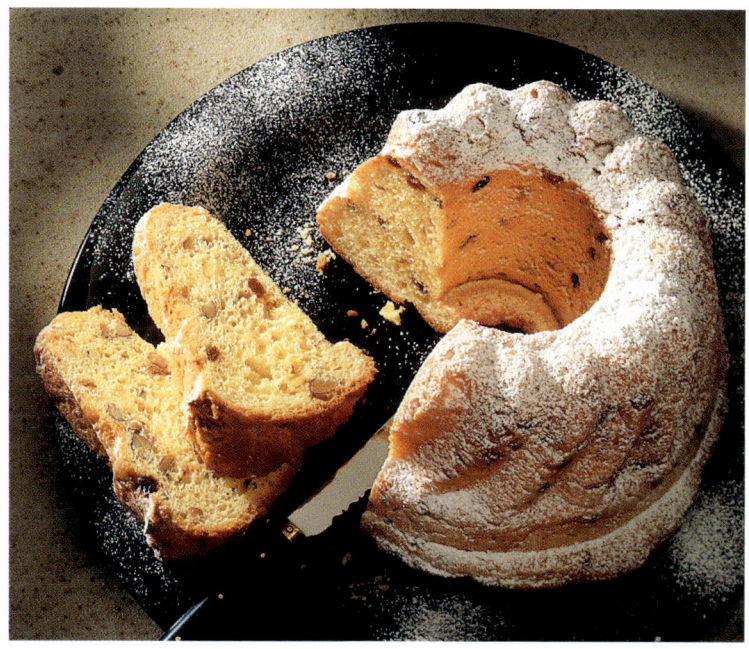

Erst die Fortschritte in
der Mehlerzeugung
machten das Backen von
hellen Kuchen möglich

Der Mensch konnte ursprünglich, wenn er sättigende Stärke oder süßen Zucker wollte, den Ballaststoffen gar nicht ausweichen. Kohlenhydrate wie Zucker und Stärke sind in natürlichen pflanzlichen Lebensmitteln so eng mit den Ballaststoffen verbunden, daß man sie nur schwer voneinander trennen kann. Erst im 19. Jahrhundert begannen Müller, die Kleie in den dunklen Randschichten des Korns vom weißen Mehlkern zu trennen. Dieser Fortschritt in der Müllerei machte hellen lockeren Kuchen möglich, veränderte unsere Eßgewohnheiten jedoch nicht zu unserem Vorteil.

Der einzelne mag sein Leben lang bei den einmal erprobten Angewohnheiten bleiben. Doch insgesamt ist der Wandel in den letzten 100 Jahren dramatisch verlaufen. Noch im 19. Jahrhundert erhielten preußische Soldaten Rationen von über einem Kilo (Vollkorn-)Brot täglich. Diese Riesenportionen kamen zustande, weil Brot zu jeder Mahlzeit dazugehörte oder, wenn Schmalhans Küchenmeister war, allein die Mahlzeit ausmachte.

Weil Vollkornbrot den Darm mit Ballaststoffen reichlich versorgt, war Verstopfung beim einfachen Bürger eine fast unbekannte Krankheit. Damals litten, soweit man weiß, vor allem reiche Schlemmer darunter.

Viele Leute lehnen »altmodische« ballaststoffreiche Lebensmittel als »Körnerfutter« ab, weil sie nicht mehr daran gewöhnt sind

Sättigende billige Gerichte, die dem Darm guttun, sind mit steigendem Wohlstand vom Speisezettel verschwunden. Nur noch in wenigen Familien kommen regelmäßig Eintöpfe aus Hülsenfrüchten, Kartoffeln, Graupen oder Grünkern auf den Tisch. Dicke, deftige Brotscheiben sind modischen Weißbroten wie Baguette, Ciabatta oder Fladenbrot gewichen, von denen für den Darm nicht viel übrigbleibt. Außerdem essen wir heute rund doppelt soviel Süßigkeiten, Fleisch, Käse und fette Imbißgerichte wie die Generationen vor uns.

Darmfeindliche Eßgewohnheiten lassen sich zwar mit klugen Worten und Ermahnungen nicht ändern, doch mit kleinen Tricks ist viel auszurichten. Mehr darüber im Kapitel »Verstopfung ade«, Seite 72 ff.

Stillsitzen lähmt den Darm

Die zweite große Veränderung im Leben moderner Menschen ist die zunehmende Reglosigkeit. Die Natur hat uns Menschen jedoch so geschaffen, daß die Muskeln ohne ein Mindestmaß an Arbeit verkümmern und unser Stoffwechsel auf Abwege gerät. Internationale Gesundheitsorganisationen warnen schon seit Jahren vor dem zunehmenden Bewegungsmangel großer Bevölkerungsgruppen und daraus entstehenden Risiken für chronische Erkrankungen. Doch der moderne Lebensstil zwingt uns in die Passivität und macht es uns schwer, die Muskeln regelmäßig spielen zu lassen. Noch vor 50 Jahren mußte sich fast jeder körperlich anstrengen, um sein tägliches Brot zu verdienen. Heute sitzen die meisten von uns still an einem

Stillsitzen lähmt den Darm

Schreibtisch und gehen ihren Pflichten nach, ohne auch nur einen Schritt zu machen. Die Freizeit verbringen wir fast ebenso bewegungslos: im Sessel vor dem Fernseher sitzend, beim Lesen auf der Couch, im Konzertsaal oder im Restaurant. Immer steckt dabei der Darm eingeklemmt im Bauchraum fest. Kein Muskel massiert die Bauchdecke, keine Anstrengung stärkt die Durchblutung des Verdauungstrakts.

Doch unsere Organe benötigen die Bewegung des Körpers zu ihrer Regeneration. Der Darm erlahmt, wenn die Muskeln der Bauchdecke abschlaffen und Reglosigkeit die Durchblutung behindert. Dann pumpt das Herz weniger sauerstoffreiches Blut durch die Arterien als bei trainierten Menschen, und die biologische Energieversorgung gerät ins Wanken. Seine Muskeln und Gefäße leiden, wenn sie nicht von einem pulsierenden Blutstrom mit Nährstoffen beliefert werden. Und nicht zuletzt: Wer viel sitzt, hat nur ein kleines Kalorienbudget und muß beim Essen stets maßhalten, weil sonst das Körpergewicht ansteigt. Doch damit bringt man den Darm ebenfalls in die Klemme. Wer mit jeder Kalorie geizt, kann den Darm nicht ausreichend füllen und bekommt zuwenig lebenswichtige Nährstoffe.

Bewegungsmangel lähmt den Darm. Selbst im Haushalt haben uns ausgeklügelte Maschinen jeden Handgriff abgenommen, der körperlichen Einsatz verlangt

Kapitel 1

So funktioniert die Verdauung

Wer verstehen möchte, was bei der Verarbeitung unserer Mahlzeiten im Körper so falsch laufen kann, daß sich der Darm nicht regelmäßig entleert, sollte sich einmal mit dem Aufbau des Verdauungstrakts beschäftigen. Nur wer die Zusammenhänge begreift, kann die eigenen Probleme einordnen und vielleicht ganz persönliche Lösungen finden.

Die ausgeklügelte Arbeit der Verdauungsorgane beginnt, wenn uns das Wasser im Mund zusammenläuft, wenn wir kauen und schlucken. Und sie endet im Dickdarm mit den Bakterien der Darmflora, die aus den ballaststoffhaltigen Resten der Speisen noch einmal lebenswichtige Stoffe produzieren.

Vom Mund bis zum Po schlängelt sich der Verdauungskanal wie ein mal dicker, mal dünner, unregelmäßig gewundener Schlauch durch den Körper. Der Nahrungsbrei nimmt seinen Weg von der Speiseröhre zum Magen, von dort in den Dünndarm und zuletzt in den Dickdarm, bevor die Reste dieser langen Reise vom After als Kot entsorgt werden. Jedes Verdauungsorgan hat eine eigene Rolle, jedoch hängen alle anatomisch und in ihrer Funktion eng zusammen. (Siehe Grafik auf Seite 18.)

Vier bis sechs Stunden bleibt die Nahrung in Magen und Dünndarm. 80 Stunden und mehr kann es dauern, bis die Reste vom Dickdarm ausgeschieden werden. Nach getaner Arbeit meldet der Dünndarm beim Dickdarm die nächste »Lieferung« an.

Durch das »Rohrsystem« des Verdauungstrakts rutscht alles, was wir essen. Der Nahrungsbrei muß gerade so schnell oder langsam von einer Station zur nächsten transportiert werden, daß die

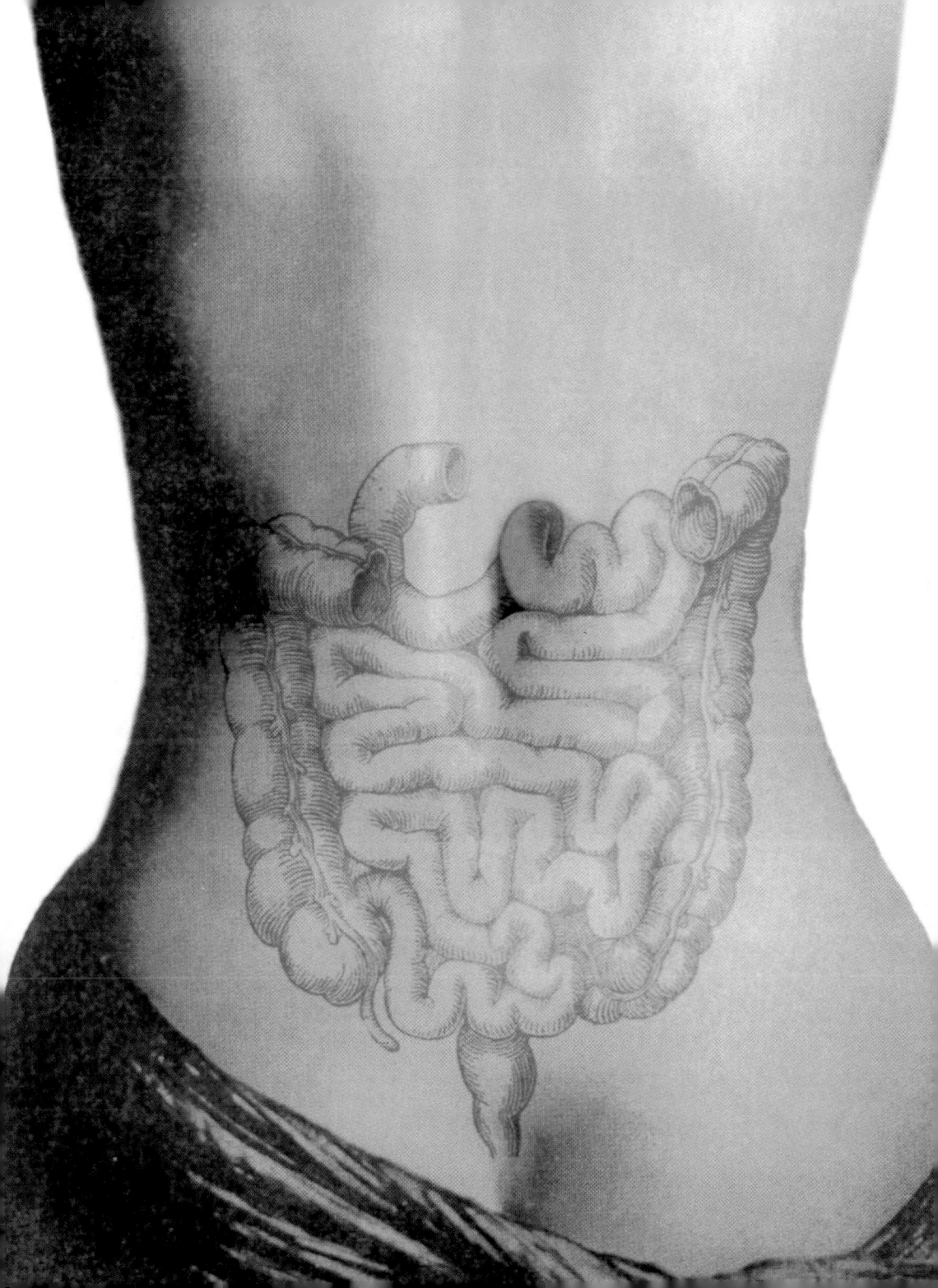

So funktioniert die Verdauung

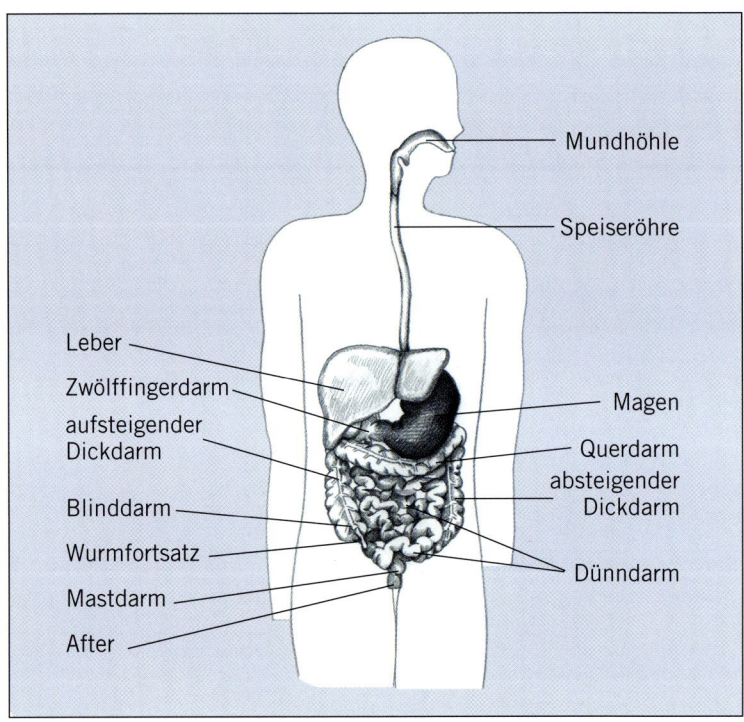

Leber
Zwölffingerdarm
aufsteigender Dickdarm
Blinddarm
Wurmfortsatz
Mastdarm
After

Mundhöhle
Speiseröhre
Magen
Querdarm
absteigender Dickdarm
Dünndarm

Nährstoffe vollständig aufgeschlossen und genutzt werden können. Den Antrieb dafür liefern zwei starke Muskelschichten, die alle Verdauungsorgane umgeben. Die Fasern der einen Schicht verlaufen der Länge nach, die der zweiten Schicht ringförmig. Reguliert werden die Muskeln von einem engmaschigen Nervengeflecht. Eine weiche, elastische Haut, die Schleimhaut, kleidet alles von innen aus. In ihr liegt ein drittes, etwas feineres Muskelnetz. Die akkurat aufeinander abgestimmten Muskelschichten in den Wänden der Verdauungsorgane verengen und weiten die Organe im Wechsel, durchmischen den Speisebrei und treiben ihn auf seiner Tour durch den Körper voran. Diese spontanen, wellenförmigen und rhythmischen Bewegungen der Verdauungsorgane nennen Mediziner »Peristaltik«.

Treiben die Muskeln den Nahrungsbrei nur langsam oder stockend voran, dauert die Reise naturgemäß lange

So funktioniert die Verdauung

Es liegt auf der Hand, daß ein Mensch unter Verstopfung leidet, wenn diese inneren Bewegungen des Verdauungstrakts gestört sind. Deshalb überprüft der Arzt zunächst, wieviel Zeit der Nahrungsbrei auf seinem Weg bis zum Ende des Verdauungstrakts benötigt (Transitzeit), um zu erkennen, ob es sich um eine krankhafte Verstopfung handelt.

In der Darmschleimhaut sitzen Millionen von Zellen, die zähen Schleim ausscheiden. Er schützt als Gleitmittel die empfindliche Haut gegen grobe oder spitze Bestandteile des Essens, wie etwa scharfe Knochenstückchen, Steinchen oder nadelspitze Körner, die versehentlich mitgeschluckt werden. Einige der Schleimhautzellen können durch Fühler erkennen, wie der Nahrungsbrei zusammengesetzt ist. Sie registrieren, ob wir zum Beispiel ein Steak gegessen haben oder ein Stück Brot, und produzieren die genau passenden Verdauungssäfte, um die Mahlzeit in ihre Bestandteile zu zerlegen. Denn mit dem, was wir essen, also beispielsweise ein Stück Schokolade, einen Apfel oder eine Rindsbrühe, kann der Körper nichts anfangen. Nahrungsmittel und Getränke müssen erst einmal in Moleküle zerlegt werden.

Diese Aufgabe übernehmen Enzyme. Sie zerteilen die Nahrungsmittel blitzschnell in ihre Bestandteile, in Nährstoffe, die nur so durch die Darmwand dringen und, vom Blut getragen, in jede Zelle gelangen können. Entweder verwendet der Körper Nährstoffe als Baumaterial und stellt neue Zellen, Enzyme oder andere lebenswichtige Stoffe daraus her, oder er nutzt sie als Energiequelle für Muskelkraft und Körperwärme.

Viele Nahrungsbestandteile wirken wie das Licht einer Ampel als Signalgeber: Wird reichlich davon konsumiert, geht der Stoffwechsel einen anderen Weg, als wenn nur wenig von diesem Stoff vorhanden ist. Was wir essen, hat also direkten Einfluß auf viele Abläufe im Körper. Zur Gruppe der Signalstoffe gehören auch die Ballaststoffe, von denen noch viel die Rede sein wird (Kapitel »Ballaststoffe hätscheln den Darm«, Seite 56 ff.).

Speiseresten, die im Darm lange liegenbleiben, wird immer mehr Wasser entzogen. So entstehen kleine harte Klumpen, die sich nur schwer in Richtung After vorwärts schieben lassen

Manche Nahrungsbestandteile wirken wie das Licht einer Ampel als Signalgeber und regulieren so den Stoffwechsel

Viel Freiheit für den Darm

Wie die Organe in unserem Inneren ihre Aufgabe erfüllen, bleibt uns weitgehend verborgen. Selbst die rastlosen Bewegungen des Darms werden unauffällig unter der Bauchdecke gehalten. Mit dem Schlucken können wir die erste Bewegung unseres Verdauungskanals bewußt in Gang setzen. Danach entzieht sich der Vorgang unserem Willen und setzt sich ohne unser Zutun fort – gesteuert vom vegetativen Nervensystem, das unabhängig von unserem Bewußtsein arbeitet.

Auf die Verdauung hat unser Wille keinen Einfluß

Ein bis zwei Stunden bleibt die Nahrung meist im Magen. Dort verändern Verdauungssäfte vor allem das Eiweiß und entlassen den Nahrungsbrei in den Darm, sobald alles genügend vorverdaut ist.

Nur der Dünndarm liefert Kalorien

Der Dünndarm zerlegt die Speisen mit Hilfe von Enzymen in ihre kleinsten Bestandteile, schleust sie durch die Darmwand

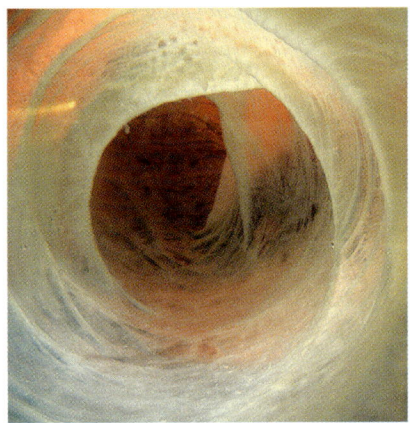

in die Blutbahn und schickt sie mit entsprechenden Botschaften an die Leber. Fehlen die entsprechenden Enzyme, wird das Essen nur mangelhaft verdaut und landet so im Dickdarm. Schwere Durchfälle sind meist die Folge. Funktioniert alles gut, verwandelt die Leber viele Bestandteile der aufgenommenen Nahrung in Substanzen, die der Körper benötigt. Die Leber sorgt durch die Abgabe von Galle aus der Gallenblase dafür, daß das im Nahrungsbrei verteilte Fett gelöst und abtransportiert wird. Die Gallenflüssigkeit stimuliert außerdem die Beweglichkeit

Endoskopaufnahme des Dünndarms

des Darms. So kann beispielsweise eine Störung des Gallenflusses Grund für eine immer wiederkehrende Verstopfung sein.

»Köpfchen« im Bauch

Unsere Verdauung funktioniert vor allem deshalb so perfekt, weil sie sich selbst regelt. Sind die Speisen einmal geschluckt, lösen sie durch ihren Kontakt mit Fühlern (Rezeptoren) im Verdauungstrakt eine Reihe von Veränderungen aus. So entläßt der Verdauungstrakt zugleich mit den Verdauungssäften bis zu 24 Hormone und nervenwirksame Substanzen in das Blut. Sie reisen durch den Körper und sorgen dafür, daß an anderen Stellen weitere Hormone ausgeschüttet werden und notwendige Verdauungssäfte fließen. Sie bestimmen die Muskelbewegungen des Darms und auch die Aktivitäten der beteiligten Organe.

Ein Netzwerk von Nervenzellen und Botenstoffen aus dem Darm schickt seine Informationen an Muskeln und Drüsen. Sind Nerven gestört oder geschädigt, können die Botschaften fehlerhaft sein. Dann streiken auch die Muskeln des Darms und schieben den Nahrungsbrei nicht mehr gleichmäßig vorwärts. Durch einen solchen Nervenschaden kann eine besonders hartnäckige Verstopfung entstehen.

Es ist eines der großen Wunder unseres Organismus, daß die komplizierten, vielfach vernetzten Vorgänge der Verdauung bei Milliarden von Menschen lebenslänglich ohne einen einzigen Fehler funktionieren. Denn schon kleine Veränderungen können eine chronische Verstopfung auslösen.

Ist das Gleichgewicht der im Darm gebildeten Hormone gestört, gerät der Abtransport des Darminhalts ins Stocken

Die Darmflora

Im letzten Teil des Dünndarms, vor allem aber im Dickdarm wohnen Bakterien. Sie leben mit uns in einer Art Wohngemeinschaft, milliardenfach in dicken Schichten auf den inneren Darmwänden, und ernähren sich von den Resten unseres Essens und von abgestorbenen Darmzellen. Im Gegenzug produzieren sie eine Vielzahl unterschiedlicher Stoffe.

Experten schätzen die Wirkung einer gesunden Darmflora für einen aktiven Darm und regelmäßigen Stuhlgang hoch ein und versuchen deshalb, mit Hilfe von Zellkulturen und Labortieren herauszufinden, was in den Tiefen des Verdauungssystems passiert. Noch herrscht Unklarheit über viele Vorgänge. Es wird wohl einige Jahre dauern, bis Forscher die Zusammenhänge vollkommen aufklären können. Seit Anfang der neunziger Jahre zeigt jedoch eine Vielzahl von wissenschaftlichen Erkenntnissen neue Wege aus der Verstopfung.

Unterschiedlich wie der Fingerabdruck

Keimfrei ist der Darm des Menschen nur bis zum Tag seiner Geburt. Schon in den ersten Lebensstunden beginnen Bakterien, die zufällig in seiner Umgebung sind, den Darm des neuen Erdenbürgers zu besiedeln. Dabei entwickelt jeder Mensch seine eigene, individuelle Flora, die die Vorgänge in unserem Verdauungstrakt wahrscheinlich lebenslänglich beeinflußt.

Bei gestillten Kindern wachsen dort vor allem Bifidusbakterien, die sich von den Resten der Muttermilch ernähren und ein günstiges saures Klima im Darm schaffen. Ihnen schreibt man die vitalen Abwehrkräfte gestillter Kinder zu. Es ist bewiesen, daß Säuglinge mit einer Bifisdusflora seltener unter Verstopfung und Durchfällen leiden.

Das Immunsystem des Menschen ist auf das Zusammenspiel mit den Mikroben im Darm angewiesen. Symbiose nennen Biologen solche Freundschaften zwischen zwei Lebewesen, von denen beide profitieren. Bis zu 500 verschiedene Arten von Bakterien »wohnen« im Dickdarm des Menschen. Auch hier gibt es wie überall »Gut und Böse«. So siedeln im Dickdarm eines jeden Menschen Bakterien, die nach menschlichem Ermessen als »böse« gelten, uns also krank machen. Sie scheiden Gifte aus, die dem Körper auf Dauer schaden. Die meisten Bewohner der Darmflora haben sowohl positive als auch negative Eigenschaften. Von einer Gruppe weiß man jedoch nur Gutes: von den sogenannten Milchsäurebakterien, zu denen auch die Bifidusbakterien zählen. Sie fördern die Abwehrkräfte und hemmen die »Bösen«.

»Gut und Böse« im Bauch

Im Ökosystem des Darms spiegelt sich unser Lebensstil. Unsere Eßgewohnheiten, was wir trinken (wie etwa Alkohol), welche Medikamente wir einnehmen oder wenn wir operiert werden – unsere Darmflora reagiert auf alles. Wer beispielsweise viel Fett und Fleisch ißt und reichlich Alkohol dazu trinkt, dessen Darmflora verschiebt sich in Richtung »böse«; das heißt, Bakterienarten, die Gifte ausscheiden können, vermehren sich. Auch mit der Nahrung eingedrungene Viren und Bakterien beeinflussen die Darmflora. Sie können – je nachdem, wie viele in den Darm gelangt sind – das Gleichgewicht der dort lebenden Bakterien empfindlich stören. Chronische Erkrankungen wie etwa Diabetes haben ebenfalls meßbare Wirkungen.

Vor allem bei unmäßigem Essen und Trinken – regelmäßig reichlich Fettes, große Fleischportionen, dazu vielleicht noch täglich Schnaps und Bier – werden im Dickdarm erhebliche Mengen gesundheitsschädigender Stoffe gebildet: zum Beispiel Ammoniak und Amine (Lebergifte), Nitrosamine, Phenole und Kresole (krebserregend), endogene Östrogene (als Auslöser von Brustkrebs verdächtigt), sekundäre Gallensäuren (Darmkrebsauslöser) und andere schädliche Substanzen.

Wenn man bedenkt, daß unser Kot fast zur Hälfte aus abgestorbenen Bakterien besteht, kann man sich leicht vorstellen, wie beträchtlich die Giftmengen ausfallen, die über das Blut den ganzen Körper belasten. Es sind allerdings ganz bestimmte Bakteriengruppen (vor allem Escherichia coli und Clostridien), die den Löwenanteil dieser Gifte produzieren.

Essen wir zuviel Fett und Eiweiß, wird der Darm krank. Für Millionen Menschen zeigt sich dies zuerst in einer so lästigen Störung wie der Verstopfung

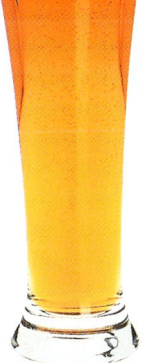

Nützliche Bakterien gegen Verstopfung?

Untersuchungen bei Menschen mit chronischer Verstopfung haben gezeigt, daß deren Darmflora negativ verändert ist. Es werden weniger Schutzstoffe (kurzkettige Fettsäuren, siehe Seite 60) gebildet, und der Darm erstarrt immer mehr. Heilsame Effekte vermuten Experten fast ausschließlich bei Milchsäurebakterien. Unter diesem Namen fassen Mikrobiologen alle Bakterien zusammen, die Milchsäure produzieren.

Die meisten werden seit Jahrtausenden traditionell zur Herstellung von Lebensmitteln verwendet, zum Beispiel für Joghurt, für Sauerkraut oder Salami. Milchsäurebakterien galten schon immer als gesundheitsfördernd. So schrieb der russische Nobelpreisträger Elie Metschnikoff bereits im Jahr 1908, daß der Mensch durch fermentierte (milchsaure) Lebensmittel, die roh gegessen werden, schädliche Folgen von Verwesungsvorgängen im Darm verhindern kann.

Lebensmittel, die lebende Milchsäurebakterien enthalten

Nicht nur Joghurt mit speziellen (probiotischen) Bakterienstämmen, sondern alle milchsauren Lebensmittel können einer gesunden Darmflora nützen. Darmfreundliche Lebensmittel sind:

- Joghurt, Quark, Buttermilch, Kefir, Frischkäse
- milchsaure Gurken (Salzgurken), rohes Sauerkraut (keine Dosenware), milchsaure Bohnen, frische Oliven (keine Glas- oder Dosenware)
- naturgereifte Dauerwurst wie etwa Salami (ohne Glucodeltalacton)

Wie wirken Milchsäurebakterien?

Erst seit wenigen Jahren wird die Bedeutung von Milchsäurebakterien für die Gesundheit wissenschaftlich untersucht. Sicher ist: Milchsäurebakterien, die lebend in den Darm gelangen, können die Darmflora nach der Behandlung mit Antibiotika, Strahlen und einer Chemotherapie wieder regenerieren. Sie machen den Darm beweglicher und schaffen durch ihre Milchsäureproduktion ein saures Milieu, das Fäulnis und die dadurch entstehenden Darmgifte verhindert.

Für Menschen, die unter Verstopfung leiden, sind Milchsäurebakterien also ausgesprochen nützliche »Mitbewohner«. Die Wirkung der mit dem Essen aufgenommenen Bakterien (etwa aus Joghurt und Sauerkraut) hält aber nur für Stunden und Tage an. Sie läßt schnell nach, wenn der Nachschub fehlt. Wer seine Darmflora auf Dauer günstig beeinflussen möchte, muß ballaststoffreich essen, denn nur dann bekommen die »guten« Mikroben im Darm genügend »Futter« und entfalten ihre nützliche Wirkung.

Kapitel 2

Stau im Bauch

Verstopfung ist die Erkrankung des Verdauungstrakts, über die in den westlichen Ländern am meisten geklagt wird. Ernährungsexperten schätzen, daß knapp ein Drittel aller Deutschen mehr oder weniger stark davon betroffen ist.

Wer schon lange unter Verstopfung leidet und nicht mehr ohne Abführmittel auskommt, kennt vielleicht die lästigen Nebenwirkungen. Fühlen Sie sich schlapp? Faßt sich der Leib oft hart an, ist er druckempfindlich, oder erscheint er Ihnen wie mit Steinen gefüllt? Vielleicht plagen Sie schmerzhafte, krampfartige Blähungen und ein vorgewölbter Bauch? Dann wird es Zeit, Ihren Lebensstil zu ändern und dem Darm eine Chance zu geben, sich selbst zu heilen.

Der Stau im Darm stört auch die Liebe. Wer kriegt schon Lust, wenn der Bauch sich anfühlt, als sei er voller Steine?

Der Müll muß weg

Einer der Gründe, warum so viele Menschen in eine Abhängigkeit von Abführmitteln geraten, ist die Furcht vor den Giften, die vom Darm in den Körper gelangen könnten. Selbst Wissenschaftler machen sich über dieses Thema Gedanken, wenn auch meist unter dem Aspekt der Langzeitwirkung oder im Zusammenhang mit Erkrankungen wie etwa Gallensteine oder Krebs.

Braucht die Nahrung nur hin und wieder etwas länger auf ihrem Weg durch das Verdauungssystem, spielt das keine Rolle. Nur wenn der Darminhalt über Jahre hinweg zu lange im Darm bleibt und sich die Schleimhaut durch den Kontakt mit Reizstoffen aus dem Darminhalt verändert, können gesundheitliche Störungen auftreten.

Experten haben festgestellt, daß verfeinerte Speisen mit gerin-

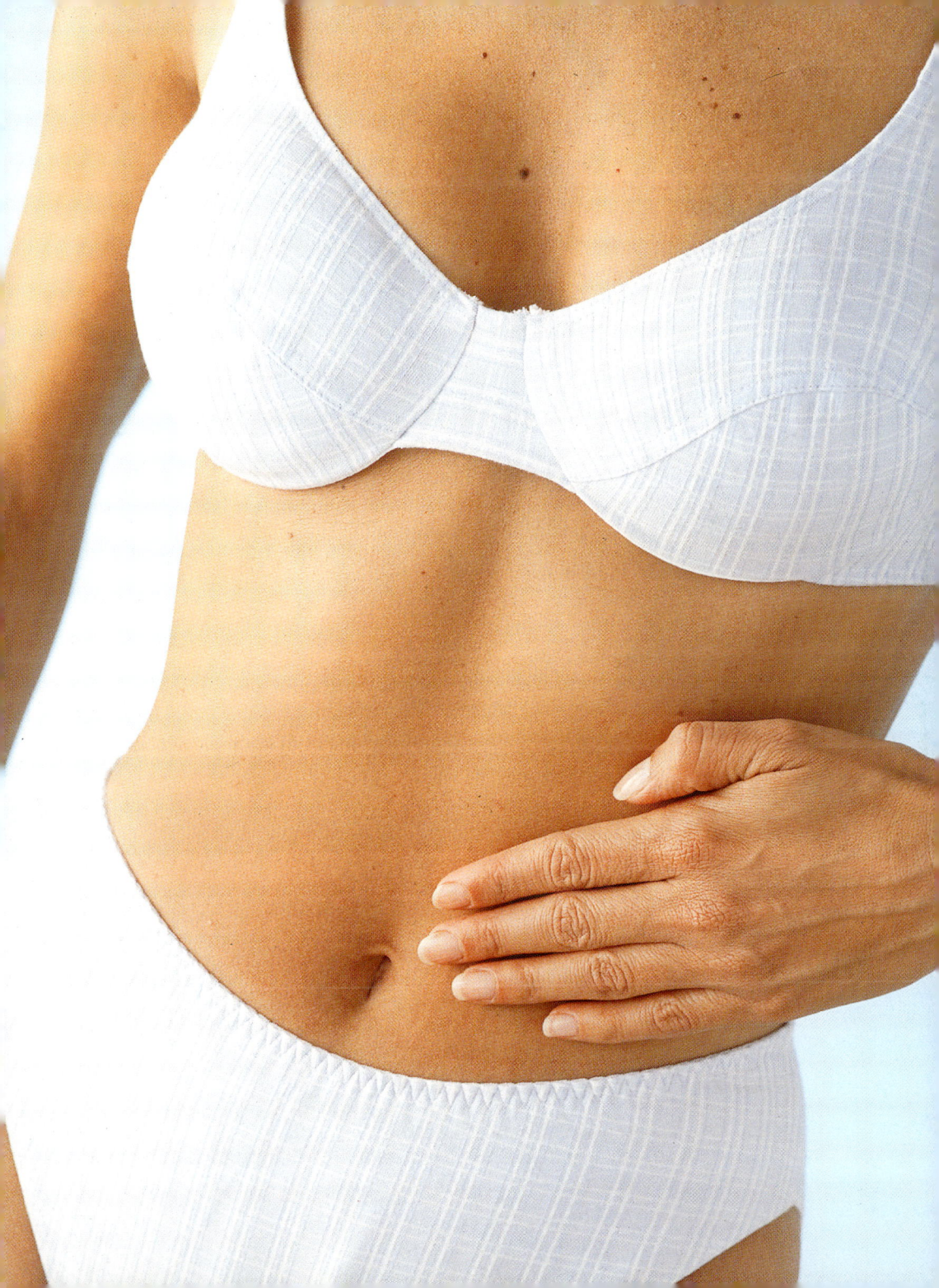

Typischerweise dauert der Transit bei älteren Menschen länger als bei jungen. Deshalb klagen besonders viele Senioren über Verstopfung

gem Gehalt an Unverdaulichem ohne weiteres 90 Stunden für den Weg durch den Körper benötigen können, während ein Essen mit sehr viel Ballast schon nach neun Stunden ausgewertet ist. In westlichen Industrienationen »kriecht« die Nahrung im Schneckentempo von 50 bis 90 Stunden durch den Verdauungstrakt. Bei alten Menschen dauert der Transit länger als bei jungen, und bei Frauen, die die »Pille« nehmen, länger als bei Geschlechtsgenossinnen, die keine Hormone schlucken.

Verstopft, aber gesund

Glücklicherweise besitzen die meisten Menschen einen vollkommen gesunden Darm – auch wenn sie unter hartnäckiger Verstopfung leiden. Schon mit kleinen Veränderungen ihres Lebensstils werden sie schnell wieder gesund. Im Kapitel »Verstopfung ade« (Seite 72 ff.) finden Sie die notwendigen Anleitungen für den Alltag und erfahren, wie man den Darm wieder aktivieren kann. Das Problem »Verstopfung« ist dann bald für immer gelöst.

Hinter einer andauernden Verstopfung kann sich jedoch auch eine Erkrankung verbergen. Ein ständig mit überfälligen Nahrungsresten gefüllter Darm löst oft genug weitere Erkrankungen aus. Es ist also immer gut, eine Verstopfung als Warnzeichen zu betrachten.

Was aus medizinischer Sicht unter einer Verstopfung zu verstehen ist, ist gar nicht so klar. Befragt man betroffene Menschen, werden immer einige angeben, verstopft zu sein, obwohl sie fast jeden Tag ihr Geschäft verrichten. Doch sie quälen sich mit Bauchschmerzen, Schwierigkeiten beim Absetzen des Kots und dem Gefühl, den Darm nicht vollständig entleert zu haben. Andere leiden vor allem darunter, daß sie den Darm viel zu selten entleeren und nur einmal in der Woche oder schlimmstenfalls sogar nur einmal im Monat Erfolg haben.

Mediziner sehen die Ursache für das vielfältige Leiden vor allem

Nach Jahren der Dauerverstopfung verformt sich der Darm, und Aussackungen werden sichtbar. Die Folge: Speisereste bleiben darin liegen und können sich entzünden in einer Beeinträchtigung der Beweglichkeit des Dickdarms, also in »funktionellen Störungen«. Arbeiten Muskeln und Nerven des Dickdarms nicht fehlerfrei, kommt es zum Stau. Den Speiseresten, die lange im Darm liegenbleiben, wird dann immer mehr Wasser entzogen. So entstehen kleine harte Klumpen, die sich nur schwer in Richtung After vorwärtsschieben lassen und auf dem Klo schwierig loszuwerden sind.

Bei Menschen mit krankhafter Verstopfung ist der Zeitraum, den die Speisereste für ihre Reise durch den Dickdarm brauchen, meist deutlich länger als bei Menschen mit regelmäßiger unbeschwerter Darmentleerung. Deshalb gehört das Messen der sogenannten Transit- oder Passagezeit zu den wichtigsten Untersuchungen beim Facharzt (Gastroenterologe oder Coloproctologe). Der Betroffene schluckt in solchen Fällen ein Kontrastmittel (radio-opaque Marker), damit sich der Weg des Speisebreis durch den Körper auf dem Röntgenschirm oder in einer Szintigraphie verfolgen läßt.

Je nachdem, wie schnell die Speisereste die einzelnen Bereiche des Dickdarms durchlaufen, können unterschiedliche Störungen dahinterstecken. So ist zum Beispiel bei jungen Frauen der verlangsamte Transport durch den Dickdarm manchmal die Folge von Drogenmißbrauch oder einer schweren Gesamterkrankung. Reagiert nur die rechte Darmhälfte verzögert, kann dies auf eine entzündliche Darmerkrankung (Colitis ulcerosa) oder auf eine Störung im zentralen Nervensystem hinweisen. Ist die linke Dickdarmregion betroffen, liegt der Grund für eine gehinderte Darmentleerung oft darin, daß sich beispielsweise der Enddarm in die Scheide vor-

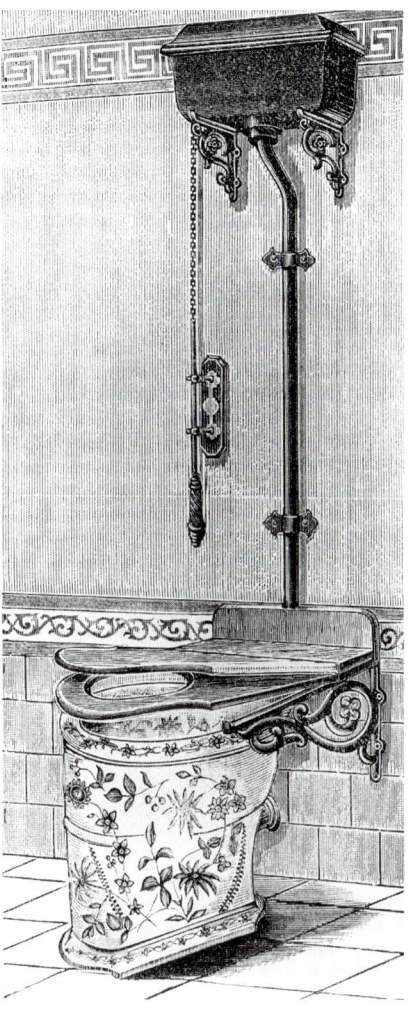

gewölbt hat (Rektozele) oder weil die Öffnungs- und Schließ-
vorrichtungen am After nicht perfekt funktionieren.

Wenn Krankheiten den Darm schwächen

Auch Erkrankungen, die auf den ersten Blick gar nichts mit
dem Darm zu tun haben, stören seine Funktionen und können
zur Verstopfung führen. Diabetes, Schilddrüsenleiden und Erkrankungen des Nervensystems, wie etwa die Parkinson-Krank-
heit, gehören dazu. So leiden Menschen, deren Rückenmark

Krankhafte Verstopfung

Für Fachärzte gibt es eine Fülle von Möglichkeiten, den
Grund für eine schwere und anhaltende Verstopfung herauszufinden. Die wichtigsten sind hier aufgelistet.

So stellt der Arzt fest, woran es liegt: Er ...

- läßt sich genau erzählen, wo es Probleme gibt, und fragt
  nach anderen Erkrankungen und den verordneten Medi-
  kamenten.
- läßt das Blut untersuchen, um zu erfahren, ob beispielsweise Hormonverschiebungen oder der Mangel an
  Mineralstoffen dahinterstecken.
- schaut in den Darm hinein (Rektoskopie, Koloskopie)
  und prüft, ob es dort krankhafte Veränderungen gibt.
- macht einen Einlauf mit einem Kontrastmittel, um zu sehen, ob ein Hindernis (Verengung, Tumor) im Weg ist.
- läßt den Patienten ein Kontrastmittel schlucken und
  prüft die Transitzeit (Passagezeit), also die Zeit, die der
  Speisebrei für den Weg durch den Darm benötigt.
- untersucht mittels einer Elektromyographie die Beckenbodenmuskulatur, um festzustellen, ob sie ihren Aufgaben bei der Entleerung des Darms gewachsen ist.

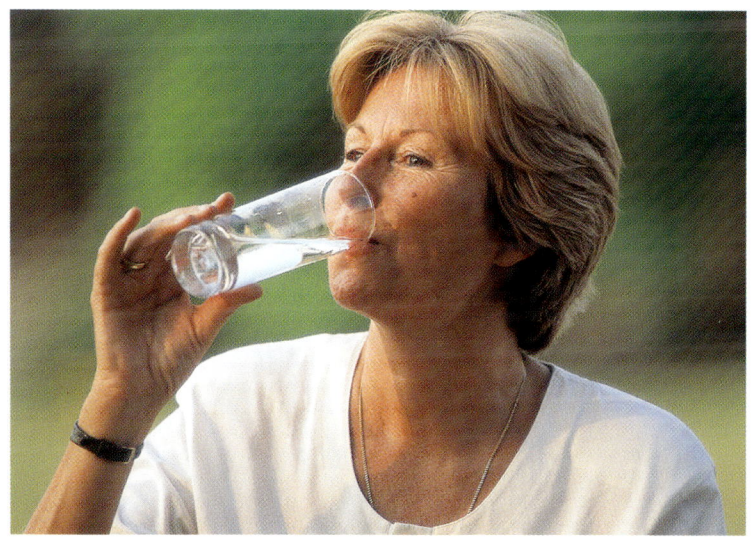

Viel trinken ist für die
Verdauungsfunktion
genauso wichtig
wie ballaststoffreiche
Ernährung

durch einen Unfall versehrt ist oder die an Multipler Sklerose erkrankt sind, an schweren Formen der Verstopfung, weil die geschädigten Nerven die natürlichen Bewegungen der Darmmuskulatur nicht mehr koordinieren können. Speisereste werden zu langsam weitertransportiert, und die Entleerung wird unkontrollierbar. Doch bevor sich die betroffenen Menschen mit Stuhlinkontinenz (der Darm entleert sich ungewollt) und dem Dauergebrauch von Abführmitteln abfinden, sollten sie zusammen mit einem Facharzt (Coloproctologen) versuchen, den Darm mit Hilfe bestimmter physischer Reize (z. B. Bauchmassage), mit Biofeedback oder einer speziellen Physiotherapie zu trainieren. Oft gelingt es selbst bei schweren Nervenschäden, eine verläßliche Darmtätigkeit zu erreichen und die Lebensqualität des Betroffenen erheblich zu verbessern. Ein solches Darmtraining führt jedoch nur dann zum Erfolg, wenn die Grundvoraussetzungen, wie etwa eine ausreichend große Menge an Ballaststoffen und die notwendige reichliche Flüssigkeitszufuhr, erfüllt sind.

Alarmsignale

Nur selten sind bedrohliche Erkrankungen der Grund für eine Verstopfung. Falls Sie jedoch eine oder mehrere der folgenden Beschwerden an sich beobachten, brauchen Sie einen Arzt.

- Ist die Verstopfung plötzlich aufgetreten, ohne daß ein Grund dafür vorliegt (z. B. Reisen, veränderte Eßweise, seelischer Schock, ausgedehnte Sonnenbäder)?
- Hat sich das Verhalten Ihres Darms in letzter Zeit stark verändert? Sind Form, Farbe oder Beschaffenheit des Stuhls ungewöhnlich?
- Wechseln Phasen von Durchfall mit Verstopfung?
- Müssen Sie sich anstrengen und massiv pressen, weil der Darminhalt nicht herausrutschen will?
- Behalten Sie auch nach der Entleerung ein unangenehmes Völlegefühl im Darm, oder haben Sie den Eindruck, dort säße ein Fremdkörper?
- Begleiten Appetitlosigkeit, häufiges Aufstoßen oder Erbrechen eine neuerdings entstandene Verstopfung?

Falls Sie während einer Verstopfung an Übelkeit, Fieber und Erbrechen leiden, sollten Sie sofort den Arzt rufen. Es könnte sich um einen Darmverschluß handeln! Auch eine Blinddarmentzündung oder entzündete Divertikel könnten die Ursache sein.

Krankheiten stören den Rhythmus

Natürlich reagiert ein kranker Darm mit Arbeitsverweigerung. Wenn keine noch so intensive Untersuchung die Ursache einer anhaltenden Verstopfung enthüllt, ist sie wahrscheinlich auf Störungen im Nervengeflecht der Darmwand zurückzuführen. Ein Facharzt wird dann ein »spastisches Colon« oder einen

»Reizdarm« feststellen. 16 Prozent der Frauen und 8 Prozent der Männer sollen unter diesem Syndrom leiden.

Der »gereizte« Darm äußert sich mit einer ganzen Reihe von quälenden Beschwerden, darunter starke wandernde Leibschmerzen und harte kugelförmige Stuhlpartikel, die von Experten »Schafkotstuhl« genannt werden und auf dem Klo nur schwer loszuwerden sind. Auch in diesem Fall lindert eine abwechslungsreiche Ernährungsweise, die reich an Ballaststoffen ist, die Symptome. Heilen kann sie den Reizdarm nicht.

Verstopfung als Warnzeichen

Der störrische Darm wirkt manchmal als »Notsignal« des Körpers, bevor schlimmere Störungen eintreten. Das gilt zum Beispiel für krankhaft veränderte Hämorrhoiden. Das Geflecht aus feinen Venen, das als Schwellkörper wie eine Art »Dichtungsring« um den Darmausgang liegt, bereitet vielen Menschen unangenehme Beschwerden.

Wenn es blutet, juckt und brennt, besteht meist schon lange ein Mangel an Ballaststoffen und als Folge auch eine Verstopfung. Denn nur wenn der Stuhl so hart ist, daß man auf der Toilette drücken und pressen muß, um ihn loszuwerden, füllen sich die Blutgefäße übermäßig mit Blut, verhärten und bilden schmerzhafte Knoten. Dann können sie sogar vom harten Stuhl durch den Darmausgang nach außen gepreßt werden. Wird die Verstopfung durch mindestens 40 bis 50 Gramm Ballaststoffe pro Tag behoben, schrumpfen meist auch die knotig erweiterten Hämorrhoiden.

Eine besonders heikle Spätfolge von jahrzehntelanger Verstopfung kann die Stuhlinkontinenz sein. Viele Menschen leiden im Alter darunter und schämen sich, deshalb Windeln kaufen zu müssen. Die Ursache: Wenn steinharter Stuhl oder drastische Abführmittel das ausgeklügelte System von Nerven und Muskeln jahrzehntelang überfordert haben, nutzt sich der »Sicher-

Wird die Verstopfung behoben, schrumpfen meist auch die aufgeschwollenen Hämorrhoiden

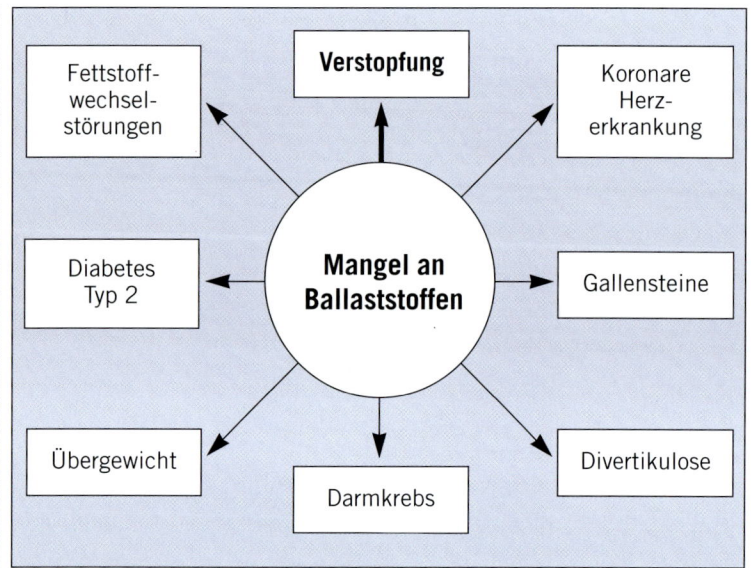

Fettstoffwechselstörungen

Verstopfung

Koronare Herzerkrankung

Diabetes Typ 2

Mangel an Ballaststoffen

Gallensteine

Übergewicht

Darmkrebs

Divertikulose

Ballaststoff-Mangelkrankheiten

heitsverschluß« am Ende des Darms ab. Neben Nervenerkrankungen, Geburtsfolgen und einer Schwäche der Beckenbodenmuskulatur steckt auch hier anhaltender Ballaststoffmangel hinter einem Krankheitsbild, das die Lebensqualität im Alter empfindlich stört.

So rächt sich der verstopfte Darm

Eine ebenfalls weit verbreitete Nachwirkung der Dauerverstopfung ist die Divertikulose. Sie entsteht, wenn über Jahre und Jahrzehnte zu wenig Ballaststoffe im Essen vorhanden sind, so daß die Darmmuskulatur beim Vorantreiben des Nahrungsbreis enormen Druck aufwenden muß. Ein üppiger Darminhalt mit vielen Ballaststoffen verhindert eine solche Erkrankung von vornherein.

Ist jedoch nur wenig Masse im Darm, quetschen die Muskeln so fest, daß die Schleimhaut von innen durch die Muskelstränge gedrückt wird und nach außen tritt: Es entstehen kleine Hautsäckchen an der Außenwand des Darms. Diese Verformungen machen Beschwerden, wenn Nahrungsreste und Bakterien hineingeraten. Weil sie nicht weitertransportiert werden, bleiben sie liegen und führen zu Entzündungen.

Heute ist die Divertikulose in Deutschland bei Menschen jenseits des vierzigsten Lebensjahres weit verbreitet. Experten schätzen, daß sich bei der Hälfte aller Menschen über sechzig in der Darmwand Divertikel gebildet haben, die jedoch meist unbemerkt bleiben.

Wenn Heilmittel den Darm lahmlegen

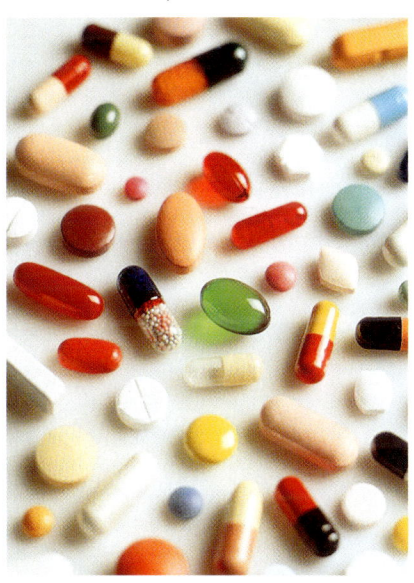

Auch Medikamente können durch ihre Nebenwirkungen den Darm in seinen natürlichen Aufgaben so behindern, daß nichts mehr geht. Beruhigungsmittel, Präparate gegen Bluthochdruck und Parkinson, Antidepressiva, Eisenpräparate, Hustenblocker, starke Schmerzmittel, Präparate gegen zuviel Magensäure und Mittel gegen Herzrhythmusstörungen können die Verdauungsvorgänge stören. Dabei geraten sie nicht immer sofort in Verdacht.

Absurd ist allerdings die Tatsache, daß es vor allen anderen Arzneimitteln ausgerechnet die Abführmittel sind, die am häufigsten eine Verstopfung auslösen.

Wer also zum Arzt geht, damit sein Darm wieder fit und gesund wird, der sollte seine Medikamente überprüfen lassen. Manchmal reicht es schon, auf ein anderes Präparat umzusteigen, damit die Verstopfung verschwindet. Meist aber führt an einer Ernährungsumstellung kein Weg vorbei. Dann muß ein höherer Ballaststoffanteil im Essen den Nachteil der Medikamente ausgleichen.

Verstopfung auf Reisen

Der Darm ist ein echtes »Seelchen«. Das erfährt man vor allem auf Reisen. Kaum ist das gewohnte heimische WC in unerreichbare Ferne gerückt, macht der Darm dicht. Die Gründe sind vielfältig: Viele Menschen sind unterwegs angespannt, weil ihnen Umgebung, Land und Leute fremd sind. Das heißt, ihr Nervensystem schaltet auf eine milde Form von Alarm (Sympathikus, siehe Seite 86 f.) und hindert den Darm an seiner Arbeit, weil der Mensch zuviel »um die Ohren hat«. Oft stört auch die Kost in der Fremde, und so manchem fehlt das eigene vertraute Klo für die entspannte Sitzung.

Eigentlich ist es kein Problem, wenn der Darm ausnahmsweise einmal länger braucht, um die Nahrungsreste wieder loszuwerden. Sträubt er sich in den ersten zwei, drei Reisetagen, ist dies bestimmt kein Grund, zu schädlichen drastischen Abführmitteln zu greifen. Lassen Sie dem empfindsamen Organ lieber etwas Zeit, sich anzupassen. Am besten essen Sie weiter wie gewohnt und geben dem Darm eine Chance, sich in Ruhe zu entleeren. Falls sich die Lage nach mehreren Tagen noch als hartnäckig erweist, hilft ausnahmsweise ein Klistier, das für die einmalige Anwendung in der Apotheke erhältlich ist. Es ist vor allem deshalb nützlich, weil sich der Darminhalt im Laufe der Zeit verhärtet und manchmal direkt vor dem Ausgang eine Art Pfropfen bildet, der ohne »Weichspüler« nur mit Schmerzen herauszubringen ist.

Sechs Tricks gegen Reiseverstopfung

Wer seinen Darm gut behandelt, kann trotz der nervlichen Anspannung und der Unterbrechung der Alltagsroutine beim Reisen auf prompte Verrichtung hoffen. Denn schon das Gefühl, das empfindliche Verdauungsorgan anständig versorgt zu haben, wirkt sich positiv auf die Darmfunktion aus.

1. Vor der Reise ballaststoffreich essen

Weil ihn leises Reisefieber befällt, neigt mancher dazu, vor der Abreise wenig oder nichts zu essen. Wer das Gegenteil tut, den Darm also mit ballaststoffreichen Gerichten füllt, verhindert den Stau im Bauch oft schon im Vorfeld. Ist der Darm gut genug gefüllt, läßt er sich von den Umständen der Reise weniger beeindrucken. Einfach und ausgesprochen wirkungsvoll ist es, beispielsweise schon einige Tage vor der Abreise täglich ein ballaststoffreiches Müsli (wie etwa das Ballastino-Müsli auf Seite 81) zu essen.

2. Ballaststoffreichen Proviant mitnehmen

Obwohl sich in letzter Zeit viel getan hat, ist es noch immer schwierig, unterwegs zur rechten Zeit ballaststoffhaltige Mahlzeiten zu bekommen. Und in Autobahn-Raststätten, Flughafen- oder Bahnhofsrestaurants stehen häufig Kalorienbomben auf der Karte, die dem Darm kaum Verwertbares liefern. Da ist jeder gut dran, der einen Beutel oder eine Plastikdose mit geputztem Gemüse wie Paprikaschoten, Möhren oder Tomaten sowie gewaschenes Obst, also Äpfel, Orangen, Birnen oder Bananen dabei hat. Der gute alte Doppeldecker aus Vollkornbrot, leicht belegt mit Käse oder Wurst und mit Salatblättern oder Gemüsestreifen dazwischen, aber auch ein Schraubglas mit einem fertig angerührten Müsli ziehen meist ausgesprochen neidische Blicke der Mitreisenden auf sich.

3. Regelmäßig eine Kleinigkeit essen

Selten gelingt es, auf längeren Reisewegen regelmäßig zu essen. Weil man nicht auch noch den Proviant schleppen möchte, hungert man sich lieber durch den Tag, um abends am Ziel der Reise kräftig zuzuschlagen. Die Folge: Der Darm sieht aus wie die Schlange mit einem Kaninchen im Bauch. Erst kommt lange nichts, dann ein großer dicker Klumpen, dann wieder lange nichts. Wer dagegen alle zwei bis drei Stunden eine Kleinigkeit ißt, zum Beispiel einen Ballastino-Riegel (Rezept Seite 80), eine Handvoll Studentenfutter oder einige Trockenfrüchte (Rosinen), hält seinen Darm fit und muß nicht gleich ein ganzes Picknick mitschleppen.

4. Aktivpausen einlegen

Zugegeben, leicht ist es nicht, sich unterwegs Bewegung zu verschaffen. Auf langen Autostrecken gelingt es noch am einfachsten, wenn man alle zwei Stunden eine Pause einlegt. Dabei ist es wichtig, sich mindestens zehn Minuten kräftig zu bewegen, schnell auf und ab zu gehen, vielleicht sogar einen kurzen Trab einzulegen und ein bißchen zu hüpfen. So kommt die vom langen Sitzen ins Stocken geratene Durchblutung der Verdauungsorgane wieder in Gang. Bei Flug- und Bahnreisen muß man sich mit »Spaziergängen« durch die engen Gänge begnügen. Rumpfbeugen helfen auch ein bißchen, und zur Not sollten Sie im Sitzen mit den Füßen auf und nieder wippen, also die Fersen anheben und wieder niederdrücken.

5. Die innere Uhr beachten

Bei Flugreisen über die Zeitgrenzen oder wenn Sie gezwungen sind, nachts zu fahren, muß sich der Organismus diesen ungewohnten Anforderungen besonders anpassen. Sie helfen ihm dabei, indem Sie nur wenig essen und bei Hunger kohlenhydratreiche leichte Kost mit möglichst wenig Fett einplanen. Auch wenn der Geist hellwach scheint, läuft der Verdauungsapparat nachts nur auf Sparflamme und benötigt Zeit, sich anzupassen.

6. Rechtzeitig trinken

Ist der Kopf durch Fahrpläne und Reiseabenteuer aller Art abgelenkt, bemerken wir den Durst oft erst, wenn bereits ein Mangel an Flüssigkeit vorliegt. Unser Durstempfinden hinkt nämlich dem effektiven Bedarf hinterher. Hat der Organismus außerdem

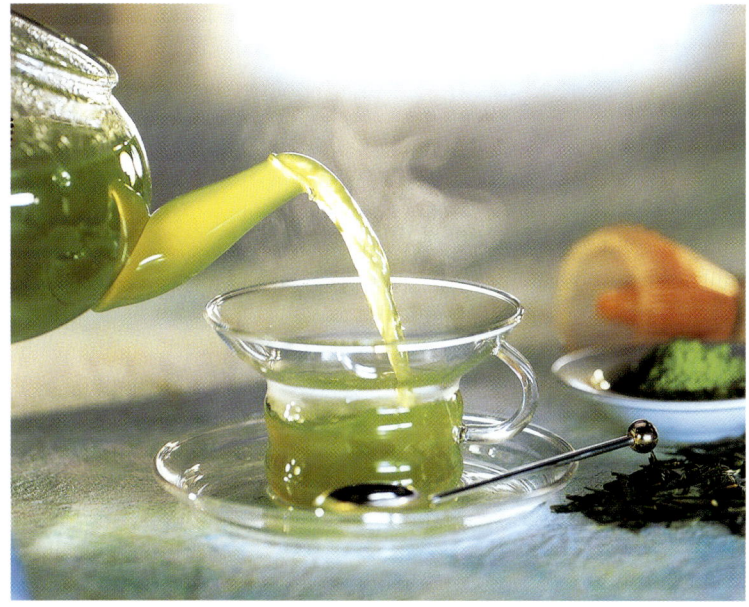

Vergessen Sie das Trinken nicht! Rund zwei Liter sollen es täglich sein

viel Flüssigkeit durch Schweiß oder die trockene Luft schlecht klimatisierter Räume verloren, so trocknet der Darminhalt aus, und die Arbeit des Darms wird stark erschwert. Reichliche Mengen Flüssigkeit (Mineralwasser, Fruchtsaftschorle, Tee) sind also mindestens so wichtig wie ballaststoffreiches Essen. Wer prüfen möchte, ob er genug trinkt, kann die Urinmenge messen. Um eine Verstopfung zu verhindern, sollte man es auf etwa eineinhalb bis zwei Liter Urin pro Tag bringen.

Verstopfung in der Schwangerschaft

Manchmal sitzt das Baby auf der Leitung – diesen Eindruck haben jedenfalls viele Schwangere. Verstopfung gehört während der Schwangerschaft zu den häufigsten Beschwerden. Glücklicherweise verschwindet das Problem meistens ganz schnell bei entsprechend ballaststoffreicher Ernährung.

Jedenfalls sollten Sie, solange Sie schwanger sind oder ein Kind stillen, keine drastischen Abführmittel nehmen, sie könnten dem Kind schaden. Nehmen Sie Abführmittel nur, wenn Ihr Arzt sie ausdrücklich empfiehlt. Lesen Sie den Beipackzettel! Bei anthranoidhaltigen Abführmitteln hat das Bundesinstitut für Arzneimittel und Medizinprodukte einen Warnhinweis für Schwangere, Stillende und Kinder unter zehn Jahren angeordnet.

Verstopfung bei Kindern

Experten glauben, daß etwa ein Viertel aller Kinder mehr oder weniger oft unter Verstopfung leiden. Ihre Mütter leiden mit und sind in großer Sorge, wenn die Kleinen Bauchweh haben und sich auf der Toilette quälen. Typischerweise entstehen solche Verstopfungen in Zeiten des Übergangs, also bei der Erziehung zur Sauberkeit oder beim Eintritt in Kindergarten oder Schule.

Einer der Hauptgründe für eine Verstopfung bei Säuglingen und Kleinkindern ist der Mangel an Flüssigkeit. So haben gestillte Kinder oft mehrere Tage keinen Stuhl. Meist löst sich das Problem in nichts auf, wenn die Kinder mehr zu trinken bekommen (je nach Alter Tee und kleine Mengen Fruchtsaft). Dann gerät der Stuhl weicher, und die Entleerung wird einfacher.

Ein echtes Problem wird aus einer Verstopfung erst dann, wenn die Eltern auf den Kampf der Kleinen, den Stuhl loszuwerden, mit Angst und Hektik reagieren. Dann kann es passieren, daß ein Kind die angespannte Atmosphäre mit der Entleerung verbindet und sich den Stuhldrang verkneift, um sich Scherereien zu ersparen. Mit der Zeit wird eine solche Reaktion zur Gewohnheit. Greifen die Eltern dann zu Zäpfchen oder Einläufen, empfindet das Kind diese Maßnahmen als zusätzliche Bestrafung.

Man kann sich viel Ärger ersparen, wenn Kinder von Anfang an zum Trinken angehalten werden und reichlich Ballaststoffe auf dem Teller bekommen. Der Bedarf an Ballast ist bei Kindern ebenso wie bei Erwachsenen unterschiedlich hoch. Ißt ein Kind sehr wenig oder mag es Vollkornprodukte nicht, sollten Eltern die Speisen, die die Kleinen gern mögen, etwas anreichern. So kann man bereits Kleinkindern eine Messerspitze vom leicht löslichen Inulin (siehe Seite 70 f.) in den Brei geben oder öfter mit Haferflocken und anderen Getreideflocken kochen.

Achtung: Die Menge macht's! Ballaststoffreiche Zutaten vorsichtig dosieren, und die Mengen langsam steigern. Dann paßt sich der Verdauungstrakt an, der Stuhl wird weicher, und alles rutscht von selbst heraus. Ohne Unannehmlichkeiten!

Kapitel 3

Abhängig von Abführmitteln?

W er ein paar Tage nicht aufs Klo konnte, den treibt oft die Sorge um, es würde nie mehr von selbst klappen. Das Unbehagen über den vorgewölbten, unbeweglichen Bauch macht empfänglich für Werbesprüche aller Art. In dieser Situation können nur wenige der einfachen schnellen Lösung widerstehen – man greift zu einem Abführmittel.

Deutsche Ärzte verordneten im Jahr 1996 für über 100 Millionen Mark Medikamente zum Abführen. Eine gigantische Zahl. Doch auch ohne Arztbesuch sind die Mittel leicht zu besorgen. Experten schätzen den Anteil an selbstgekauften rezeptfreien Abführmitteln auf über 90 Prozent. Jeder, der denkt, ein solches Mittel zu brauchen, kann es sich für relativ wenig Geld ohne Rezept kaufen und zwischen Pillen, Tees, Granulaten, Pulver, Zäpfchen und Klistieren wählen. Nach Angabe des Verbands der Pharmazeutischen Industrie erzielen seine Mitglieder rund 400 Millionen Mark jährlich mit unserer Notdurft. Wie viele Hersteller und Importeure uns über die offiziellen Statistiken hinaus Abführendes verkaufen, ist unbekannt.

Viel Profit an unserer Notdurft: Abführmittel gehören, was Umsatz und Wachstum anlangt, zu den 20 wichtigsten Arzneimittelgruppen

Natürlich, aber schädlich

»Laxanzien« nennen Apotheker und Mediziner alle Abführmittel. Laut Lexikon sind es Arzneimittel »zur Herbeiführung, Erleichterung oder Beschleunigung der Darmentleerung«. In Anzeigen heißen sie oft auch »Verdauungshilfen«. Die Präparate helfen aber dem Darm nicht bei seiner Arbeit, sondern zwingen

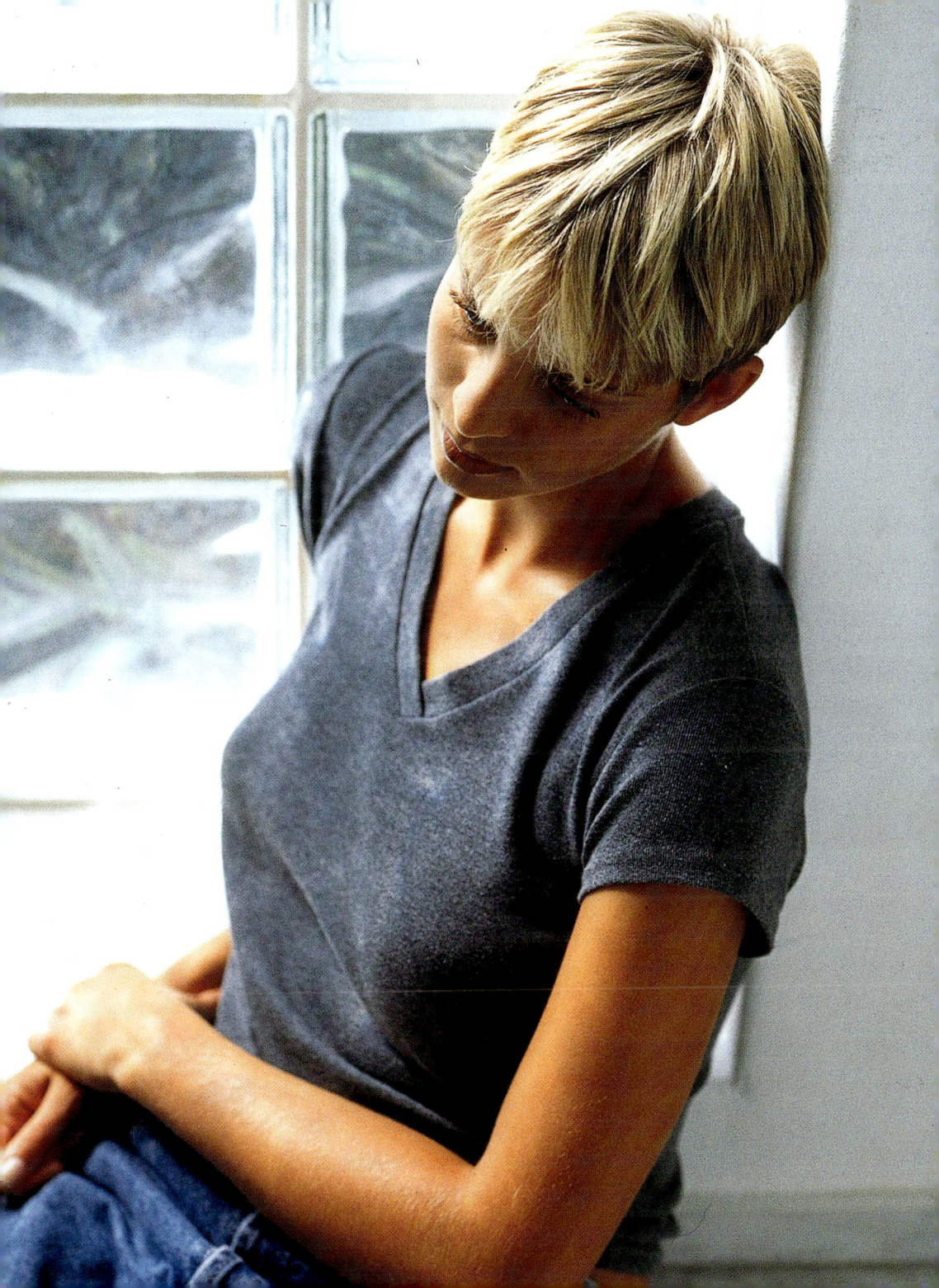

ihn brutal, sich zu entleeren, zumeist auf eine recht schmerzhafte und unnatürliche Weise.

Es gibt keinen Zweifel: Abführmittel sind allesamt nur eine Art Notnagel für den Einzelfall

Wer seinen Darm gesund halten möchte, verwendet sie nur auf Empfehlung des Arztes. Das kann bei längerer Bettlägerigkeit der Fall sein, zur völligen Entleerung vor Operationen, vor speziellen Untersuchungen oder gelegentlich bei sehr alten Menschen.

Einige der beliebtesten Abführmittel wurden jahrelang als »verdauungsfördernd« und »blutreinigend« beworben. Es handelt sich dann zwar tatsächlich um pflanzliche Präparate, doch sie enthalten Substanzen (Anthrachinone), die die Darmschleimhaut bei häufigem oder gar regelmäßigem Gebrauch schwer schädigen, sie gerben und dunkel färben wie Schuhleder. 1996 hat das Bundesinstitut für Arzneimittel und Medizinprodukte die Anwendung dieser Abführmittel deutlich eingeschränkt.

Einmal eingenommen, reizen drastische Abführmittel den Darm so sehr, daß die Muskulatur sich in heftigen Bewegungen windet, und als eine Art Notreaktion fließt viel Wasser aus dem umgebenden Gewebe in den Darm. Die Folge sind Bauchkrämpfe und plötzliche durchfallartige Entleerungen.

> Abführmittel werden inzwischen fast überall verhökert. Nicht nur die Apotheken machen Umsatz damit, sondern auch Drogeriemärkte, Reformhäuser und sogar Lebensmittelketten verkaufen abführende Substanzen

Wie Abführmittel wirken

Obwohl Dutzende von Abführmittel im Handel sind, enthalten sie doch immer dieselben Wirkstoffe in unterschiedlichen Kombinationen und Darreichungsformen. Beim Kauf eines Abführmittels lohnt es, einen Blick auf die Inhaltsstoffe zu werfen, wenn man die Wirkungweise einschätzen möchte.

Lactulose

Der größte Teil der von Ärzten verordneten Abführmittel (etwa 70 Prozent) entfällt auf diesen künstlich hergestellten Zucker, der in seinen Eigenschaften dem sehr viel billigeren Milchzucker ähnelt. Lactulose (und dessen Variante Lactitol) wird von den Enzymen des Dünndarms nicht aufgespalten, wandert also in den Dickdarm und verhält sich dort wie ein Ballaststoff. Ähnlich wie andere lösliche Ballaststoffe ernährt er die Milchsäurebakterien der Darmflora, regt die Darmbeweglichkeit an und schafft ein günstiges saures Klima. Auch Lactulose fördert die Entstehung von Schutzstoffen (kurzkettige Fettsäuren).

Nebenwirkungen: Je nach Dosis klagen empfindliche Menschen über Blähungen, Völlegefühl und Rumoren im Bauch. Diese Effekte lassen mit der zunehmenden Anpassung der Darmflora an diesen »neuartigen« Ballaststoff nach. Lactulose ist ein gutes Hilfsmittel für den Übergang zu einer natürlichen, ballaststoffreichen Ernährung.

Physikalisch wirksame Abführmittel

Sie sollen verhärteten Stuhl aufweichen und die Gleitfähigkeit des Darminhalts verbessern. Zu dieser Gruppe gehören Mineralöle wie Paraffinöl und das Glyzerin. Angeboten werden diese Substanzen meist als Zäpfchen oder Einlauf.

Nebenwirkungen: Die fettlöslichen Vitamine A, D und E lösen sich im Öl und werden bei der Entleerung des Darms mit ausgeschwemmt. Wer solche Mittel langfristig anwendet, leidet oft unter einem Mangel an den genannten Vitaminen.

Wasserbindende Abführmittel

Sie wirken, indem sie Wasser in den Darm ziehen, ihn auf diese Weise stark füllen, dehnen und vergrößern, bis er sich entleeren muß. Zu dieser Gruppe gehören salzähnliche (salinische) Abführmittel wie zum Beispiel Glaubersalz, Bittersalz, Karlsbader Salz, Marienbader Salz.

Nebenwirkungen: Der Darm reagiert meist mit Krämpfen oder mindestens mit kräftigem Rumoren auf diese Mittel. Mit der Entleerung werden große Mengen Flüssigkeit und Mineralstoffe ins Klo gespült. Für Kinder sind diese Mittel ungeeignet.

Synthetische Abführmittel

Dazu gehören Mittel mit Phenolphthalein, Natriumpicosulfat und Bisacodyl. Auch diese Stoffe greifen in den Wasserhaushalt des Darms ein und sorgen für eine so große Ansammlung von Flüssigkeit, daß der Dickdarm sich reflexartig entleeren muß.

Nebenwirkungen: Alle synthetischen Abführmittel führen bei längerer unkontrollierter Anwendung zu ernsten Verlusten an Mineralstoffen wie Kalzium und Kalium und damit möglicherweise zu Nierenschäden und Herzrhythmusstörungen. Außerdem kann sich durch ihren Einfluß das innere Darmgewebe verändern.

Darmreizende Abführmittel

Rizinusöl

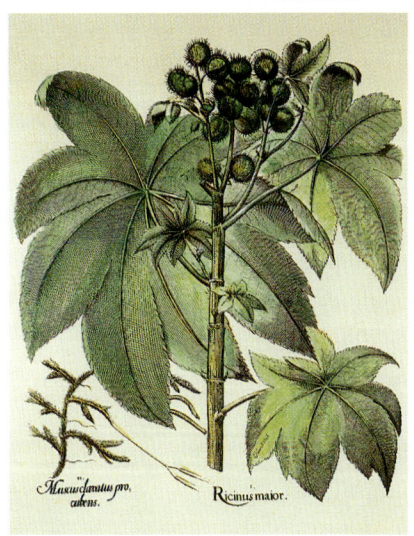

Maiuscularius pro, culens.   *Ricinus major.*

Dieses uralte Mittel galt immer schon als echte Roßkur. Doch taucht es heutzutage unter einem so harmlosen Namen wie »Schweizer Abführkapseln« im Lebensmittelhandel wieder auf. Erst ein gründlicher Blick in den Beipackzettel enthüllt, um welchen Stoff es sich handelt. Die Wirkung: Im Darm wird das Rizinusöl aufgespalten und gibt Stoffe frei, die den Darm zu hektischen Bewegungen reizen.

Nebenwirkungen: Ein hoher Verlust an Mineralstoffen, fettlöslichen Nährstoffen und Flüssigkeit. Außerdem sind Hautausschläge sowie Magenreizungen möglich. Und vermutlich schadet Rizinus auch der Darmschleimhaut und macht sie durchlässig.

Wie Abführmittel wirken

Anthranoidhaltige Abführmittel
Hinter diesem chemischen Fachbegriff verbergen sich die beliebtesten frei verkäuflichen Mittel. Sie enthalten rein pflanzliche Inhaltsstoffe wie Sennesblätter und -früchte, Faulbaumrinde, Rhabarberwurzel und Aloe. Doch sind diese »Kräuter« keineswegs harmlos und gut verträglich. Sie reizen die Schleimhaut und lösen Entzündungen in der Darmwand aus. Als eine Art Notreaktion muß sich der Darm daraufhin sturzbachartig entleeren.

Nebenwirkungen: Meist bekommt man Krämpfe nach der Einnahme, bei der Entleerung sind hohe Verluste an Flüssigkeit und Mineralstoffen typisch. Werden diese Mittel regelmäßig eingenommen, so entstehen Herz- und Nierenschäden, dazu schwere Veränderungen der Darmwand sowie Nervenschäden, die wiederum die Verstopfung verstärken. Mittel dieser Art stehen im Verdacht, Krebs auszulösen oder jedenfalls zu begünstigen. Werden über einen langen Zeitraum anthranoidhaltige Abführmittel eingenommen, verfärbt sich die Darmschleimhaut schwarz. Glücklicherweise bilden sich diese Schäden zurück, wenn man mit der Einnahme dieser Mittel aufhört.

Quellmittel

Apotheker und Ärzte nennen sie Quellmittel, Ernährungsfachleute sagen Ballaststoffe. Methylzellulose, Karayagummi, Indische Flohsamen (Psyllium bzw. Flohsamenschleim), Agar-Agar (aus Algen hergestellt) und Kleietabletten gehören in diese Gruppe. Die meisten Substanzen dieser als Arzneimittel verordneten Quellstoffe kommen natürlicherweise in Lebensmitteln vor. Oft werden sie auch als Zusatzstoff (Verdickungsmittel) bei der Herstellung von Fertigprodukten benützt. Sie vermehren den Darminhalt, dehnen die Darmwand und regen natürliche Bewegungen an. Für den Darm signalisiert dies: Jetzt haben sich genug Speisereste angesammelt. Es ist Zeit, sich zu entleeren.

Vertrauen Sie keinem, der Ihnen verspricht, mit diesem oder jenem Wundermittel eine langjährige Verstopfung ohne Mühe loszuwerden. Meist stecken hinter solchen Ratschlägen handfeste wirtschaftliche Interessen

Nebenwirkungen: Werden Ballaststoffe aus dem natürlichen Verband der Lebensmittel herausgelöst und wie ein Medikament genommen, stellen sich häufiger als sonst Blähungen und Völlegefühle ein. Außerdem fehlt es ihnen womöglich an Begleitstoffen (biologisch aktive Substanzen), die in Lebensmitteln gleichzeitig vorkommen und die an den günstigen Wirkungen beteiligt sind. Im Verhältnis zu den Nebenwirkungen anderer Abführmittel sind dies jedoch eher harmlose Effekte.

Nebenwirkungen aller Abführmittel

Paradoxerweise können Abführmittel schnell eine Verstopfung auslösen

Die widersinnigste aller Nebenwirkungen von Abführmitteln ist, daß sie eine chronische Verstopfung auslösen können. Wer die natürlichen Zusammenhänge nicht kennt, stellt irgendwann nach einer erzwungenen Entleerung durch ein Abführmittel fest, daß er wieder über mehrere Tage nicht konnte. Logischerweise bekämpft er diese scheinbare Verstopfung erneut mit denselben Mitteln. Nun entleert sich der Darm natürlich nicht, da er tags zuvor ja bis in die letzte Ecke leergeschrubbt wurde. Doch der Laie hält das brave Ausscheidungsorgan schlicht für unwillig und legt eine neue Portion Abführmittel nach.

So kann bereits nach einmaligem Gebrauch eine Abhängigkeit entstehen, die den Betreffenden zum Dauerkunden der Pharmaindustrie werden läßt. Mit jeder weiteren Verwendung treten dann die Schattenseiten der »Stuhlbeschleuniger« immer mehr in den Vordergrund. Durch die drastischen Entleerungen gehen dem Körper Sturzbäche von mineralstoffreicher Flüssigkeit verloren. Vor allem der ohnehin oft knappe Mineralstoff Kalium, aber auch Magnesium und Kalzium landen regelmäßig im Klo. Das schadet auf Dauer den Wächtern unseres Mineralstoffhaushalts, den Nieren. Sind sie erst angegriffen, verstärken sich die Verluste an wichtigen Mineralstoffen zusätzlich. Der Wasserhaushalt des Körpers wird so nachhaltig gestört, daß sich nach längerem Gebrauch schwere Nebenwirkungen für das Herz- und

Nebenwirkungen aller Abführmittel

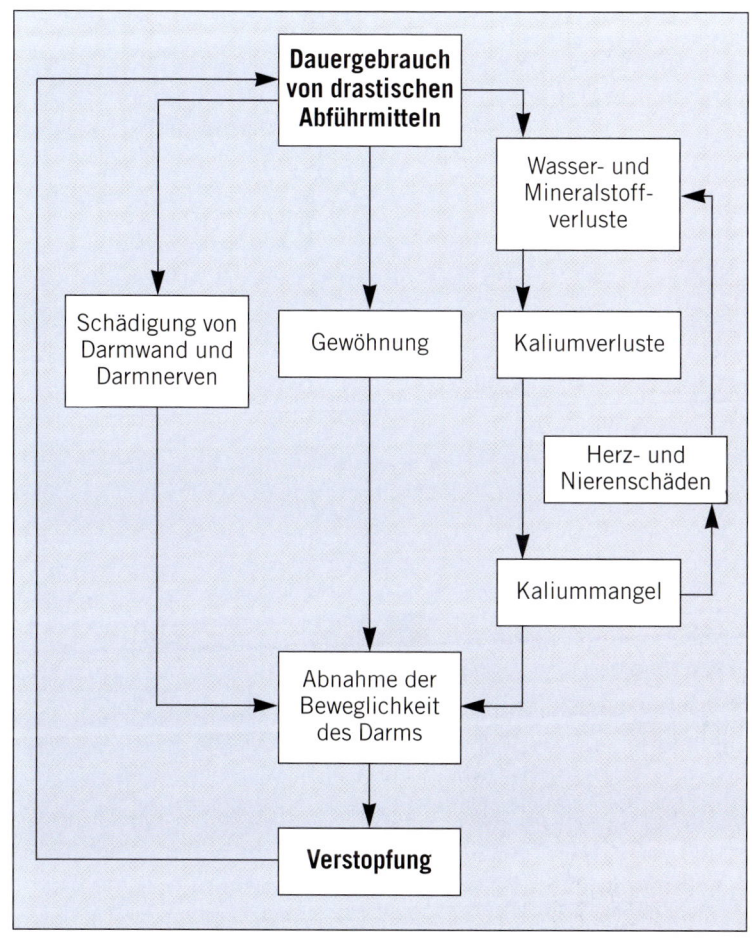

Folgen des
Dauergebrauchs von
Abführmitteln

Kreislaufsystem einstellen können. Ohne ausreichende Versorgung mit Mineralstoffen erschlaffen aber auch die Muskeln, die im Darm den Nahrungsbrei vorantreiben. Und das feine und wunderbar ausgeklügelte Nervensystem des Darms leidet unter den groben Reizen einiger Abführmittel so sehr, daß es im schlimmsten Fall seine natürliche Arbeit aufgibt.

Falsche Gründe

Leiden alle Menschen, die Präparate zum Abführen kaufen, wirklich unter einer Verstopfung? Sicher nicht! Neben dem Bedürfnis, den Darm regelmäßig zu entleeren, gibt es eine Reihe von abwegigen Motiven für den dauerhaften Konsum. So glauben beispielsweise Frauen häufig, sie könnten durch den mit Chemie beschleunigten Durchmarsch ihre Fettpolster in Schach halten. Magersüchtige und Übergewichtige wollen den Körper austricksen und stellen sich vor, daß Kalorienreiches nicht aufgenommen werden kann, wenn das Essen schnell genug durchrutscht. Ein Irrtum! Der Löwenanteil aller Nährstoffe gelangt durch die Wände des Dünndarms in den Körper. Nur der Dünndarm macht also dick. Die meisten Abführmittel wirken jedoch erst im nachfolgenden Dickdarm. Und der spielt in puncto Kalorienaufnahme kaum eine Rolle.

Bis vor wenigen Jahren durften Abführmittel noch als »entschlackend« und »blutreinigend« beworben werden. Solche schönfärberischen Formulierungen vermittelten Verbrauchern den Eindruck, sich mit den brutalen »Stuhlbeschleunigern« etwas Gutes zu tun. Sie kauften Abführmittel als »Darmpflege«.

Glücklicherweise hat das Bundesinstitut für Arzneimittel und Medizinprodukte diese Art von irreführender Werbung inzwischen verboten. Aber die Kundenbeeinflussung wirkt nach. Noch immer nehmen viele Menschen Bauchkrämpfe und Koliken in Kauf, weil sie meinen, mit Abführmitteln könne man Darmfunktionen anregen und auf diese Weise Hautprobleme wie etwa Akne und Ekzeme oder gar Kopfschmerzen günstig beeinflussen.

Das Gegenteil ist richtig: Jedes drastische Abführmittel stört auf Dauer die natürlichen Mechanismen des Darms und schränkt seine Möglichkeiten, uns von schädlichen Stoffen aus dem Inneren des Körpers zu befreien, deutlich ein.

Ein weiteres Motiv für den regelmäßigen Gebrauch von Abführ-

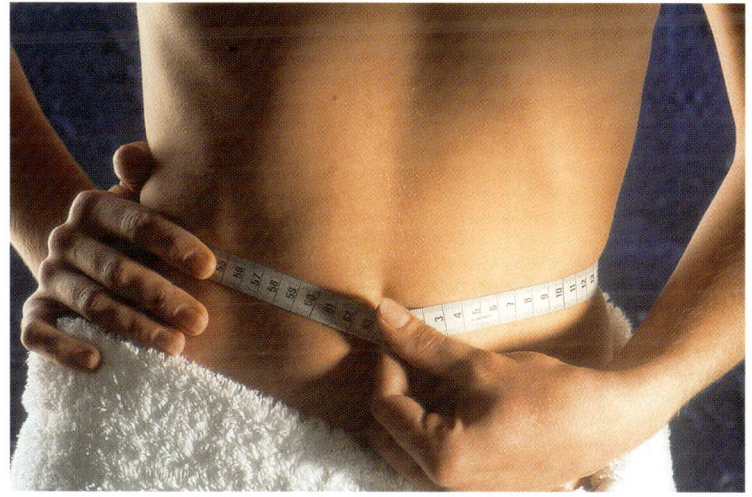

Mit der Einnahme von
Abführmitteln können
Sie Ihre Fettpolster
nicht in Schach halten!

mitteln liegt in einer Art Reinigungsritual. Einige Menschen plagt die Vorstellung, bei der üblichen Entleerung käme nicht alles heraus, was sich in ihrem Darm angesammelt hat. Hier liegt manchmal eine seelische Störung vor. Menschen mit solchem Verhalten finden hoffentlich Hilfe bei einem Psychotherapeuten, bevor der Darm ernstlichen Schaden nimmt.

Gullivers Reisen

Der absurde Wunsch, seinen Darm blitzblank zu säubern, ist nicht neu. Bereits vor über 250 Jahren herrschte unter den wohlhabenden Bürgern Europas eine Art Darmreinigungswahn: Jeder, der sich diese Behandlung leisten konnte, ließ sich von seinem Arzt mit Abführmitteln purgieren (reinigen) oder mit Einläufen traktieren.
Jonathan Swift, ein kritischer Betrachter der Gesellschaft seiner Zeit, veröffentlichte im Jahr 1726 einen Roman, den noch heute fast jedes Kind kennt: »Gullivers Reisen«. Doch er schrieb keineswegs, wie heute viele Leute meinen, einen Aben-

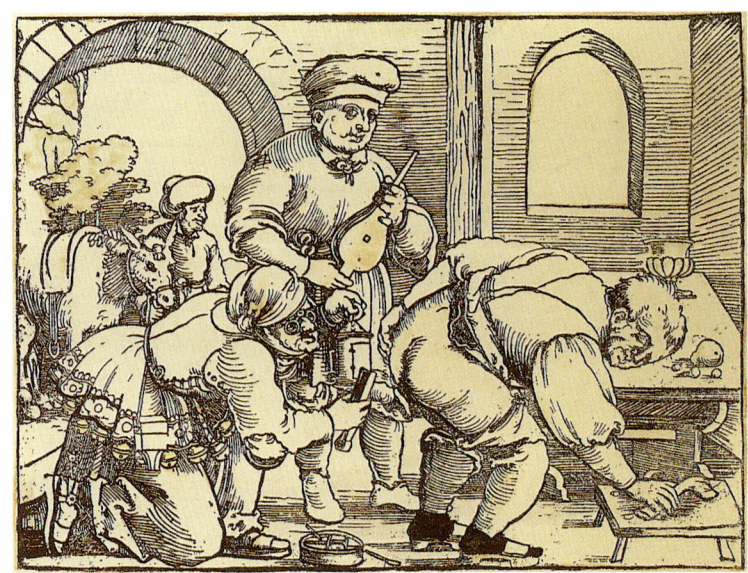

»Anwendung des
Klystiers.« Kolorierter
Holzschnitt um 1550

teuerroman für Kinder, sondern ein bissiges satirisches Buch
für Erwachsene. Seine Hauptfigur Gulliver reist ins Land Lilli-
put und an andere eigenartige Orte. Gulliver erzählt im Land
der weisen Pferde, zu Hause in England glaube man, daß alle
Krankheiten in Überfüllung begründet seien. Die Therapie be-
stünde in der »großen Entleerung des Körpers«, entweder »aus
dem natürlichen Kanale oder dem Mund«. Alle Krankheiten
würden mit Brechmitteln oder mit Klistieren, mit denen man
flüssige Substanzen durch den After einführt, geheilt. Denn
diese Methoden »lockern die Gedärme und treiben alles darin
Befindliche hinaus«.

Swift gibt mit dieser Beschreibung ziemlich genau die Vorstel-
lungen des 17. und 18. Jahrhunderts wieder. Mit einer großen
Spritze, dem Klistier oder Klysma, drückten die Ärzte Flüssigkeiten durch den After in den Darm, bis dieser sich sturzbachartig entleerte. So, glaubten sie, könne man jede nur denkbare
Erkrankung heilen.

Im 18. Jahrhundert
glaubte man, durch Kli-
stiere könne jede nur
denkbare Erkrankung
geheilt werden

Gullivers Reisen

Auch der Franzose Moliére macht sich in seiner Komödie »Der eingebildete Kranke« über die Klistierwut der Ärzte lustig. »Ein gleitfreudiges, vorbereitendes, beruhigendes Klistierchen zwecks Erweichung, Befeuchtung und Erfrischung der Eingeweide des Herrn« wird dem Komödienhelden Argan vom Apotheker in Rechnung gestellt. Tatsächlich hat Charles Bouvart, der Leibarzt des französischen »Sonnenkönigs«, auf den dieser Spott abzielte, seinem Patienten Ludwig XIV. innerhalb von einem Jahr 212 Klistiere verpaßt.

Das Lachen über die Verrücktheiten unserer Vorfahren bleibt einem im Halse stecken, wenn man die in englischen Tageszeitungen veröffentlichten Jahresausgaben für Körper- und Gesundheitspflege der verstorbenen Prinzessin Diana nachliest. Die Prinzessin gab sage und schreibe 7.000 Mark für Darmspülungen aus. Rechnet man den Betrag nach den üblichen Honorarsätzen für diese Art von Dienstleistung um, ergibt sich, daß die Engländerin Diana dem Franzosen Ludwig XIX. nur wenig nachstand und fast jede Woche ihren Darm spülen ließ. Sie bestritt übrigens nach der Veröffentlichung weder die Therapie noch die Kosten.

Darmspülungen sind, wie man am Fall Diana sieht, wieder in Mode. Diesmal versteckt sich die unnatürliche zwangsweise Darmentleerung hinter der wissenschaftlich klingenden Bezeichnung »Colon-Hydro-Therapie«, auf deutsch: Wasserbehandlung des Darms. Tatsächlich kann man sich die Eingeweide mit einer Maschine namens »Colon-Hydromat«, also einer Art Waschmaschine, die den gewünschten Wasserdruck, die Temperatur und die Wassermenge selbsttätig regelt, durchspülen lassen. Immerhin ein Fortschritt nach den furchterregenden Klistierspritzen der Vergangenheit. Verkäufer dieser Dienstleistung versprechen, den Darm zu »sanieren«, was immer dies bedeuten mag. Heute wie vor 250 Jahren behaupten sie außerdem, nahezu jede Krankheit mit dem Ausspülen des Darms heilen zu können.

Die englische Prinzessin Diana gab pro Jahr sage und schreibe 7000 Mark für Darmspülungen aus

53

Leider fallen vor allem chronisch Kranke mit schlechten Heilungsaussichten auf die kostspielige Behandlung herein. Ein Heilpraktiker, der sich in seinem Buch damit brüstet, bereits 6.000 Darmspülungen vorgenommen zu haben, verspricht zum Beispiel Heilung oder nachhaltige Besserung bei verschiedenen Darmerkrankungen, Morbus Bechterew (eine Rheumaform), Multipler Sklerose (eine bis heute unheilbare Nervenerkrankung), Gicht, Angstneurosen, Neurodermitis, Schuppenflechte und unter anderem – man höre und staune – bei Glatzenbildung. Würde unser Darm tatsächlich die Hilfe regelmäßiger Darmspülungen benötigen, um perfekt zu funktionieren, besäßen wir sicher eine eingebaute »biologische Waschanlage«. Sonst wäre die Menschheit im Lauf ihrer Entwicklungsgeschichte längst ausgestorben. Der Weg, den die Natur vorgesehen hat, um den Darm »sauber« und aktiv zu halten, liegt in einer Ernährungsweise mit genügend groben unverdaulichen Bestandteilen. Sie kehren den Darm wie mit dem Besen aus, massieren ihn dabei und stimulieren ganz nebenher auch noch die Produktion von heilsamen Stoffen (kurzkettige Fettsäuren – mehr darüber im nächsten Kapitel, Seite 60).

Ein Fachmann für den malträtierten Darm

Ein guter Arzt lobt den Entschluß, aus der Abhängigkeit auszusteigen, und berät Sie gern dabei

Falls Sie jetzt fest entschlossen sind, Ihr Abführmittel abzusetzen und dem Darm die Möglichkeit zu geben, wieder gesund zu werden, sollten Sie zum Arzt gehen. Falls Sie keinen haben, lassen Sie sich bei Ihrer Krankenkasse beraten oder gehen Sie zu einem Spezialisten für Darmbeschwerden (Coloproctologe – Information siehe Seite 94). Auch wenn Ihnen dieser Gang peinlich erscheint, der Arzt wird sich über Ihr Anliegen kein bißchen wundern, weil der Gebrauch von Abführmitteln weit verbreitet ist und die Folgen dieser Abhängigkeit unser Gesundheitssystem erheblich belasten.

Weil es auch Erkrankungen gibt, die Verstopfung auslösen, wird er sie zuerst gründlich untersuchen (siehe auch Kapitel »Stau im Bauch«, Seite 26 ff.). Sagen Sie ihm, welche Abführmittel Sie nehmen; und bitten Sie ihn eventuell, Ihnen ein anderes Präparat zu empfehlen, das sich stufenlos, also tropfenweise oder löffelweise dosieren läßt. Dann können Sie die Menge sehr allmählich verringern. Bei einem flüssigen Präparat gehen Sie etwa so vor: Im ersten Schritt reduzieren Sie Ihre gewohnte Dosierung so weit, daß die Wirkung gerade eben noch eintritt. Das kann durchaus einige Tage in Anspruch nehmen. Der nächste Schritt: Nehmen Sie jeden Tag oder bei jeder Einnahme einen Tropfen weniger. Danach überspringen Sie jeweils einen Einnahmezeitraum. Wenn Sie das Abführmittel also früher täglich eingenommen haben, nehmen Sie es ab jetzt nur noch jeden zweiten Tag, danach jeden dritten Tag und so weiter. Diese allmähliche Entwöhnung nennen Fachleute »ausschleichen«. Langfristigen Erfolg können sie allerdings nur verbuchen, wenn Sie ab sofort Ihre Ernährungsweise darmfreundlich verändern. Mehr darüber im Kapitel »Verstopfung ade«, ab Seite 72.

»Ausschleichen« nennen es die Ärzte, wenn beim Ausstieg aus der Abhängigkeit das Abführmittel peu à peu geringer dosiert wird

Kapitel 4

Ballaststoffe hätscheln den Darm

Hat Ihr Arzt nach einer gründlichen Untersuchung festgestellt, daß Ihr Darm im Prinzip gesund ist, nur vielleicht etwas angegriffen von seiner täglichen Mühsal mit falscher Ernährung und mit Abführmitteln? Die einfachste und intensivste Art, den Darm zu entlasten und eventuell bereits vorhandene Schäden zu reparieren, bietet eine Ernährungsweise mit reichlich Ballaststoffen. Das klingt für manchen vielleicht etwas widersinnig. Handelt man sich nicht noch mehr Bauchschmerzen ein als zuvor, wenn man auf »Grobkost« umsteigt? Kommt ein von Abführmitteln vorgeschädigter Darm mit Vollkorn und Gemüse überhaupt zurecht? Wäre es nicht besser, das empfindliche Organ für eine Weile zu schonen?

Keineswegs! Wer unter Verstopfung leidet, kommt um eine Ernährungsweise mit hohem Ballaststoffgehalt nicht herum – einfach weil die Natur den Dickdarm so geschaffen hat. Es gibt keine Alternative! Denn nur ballaststoffreiche Lebensmittel füllen den Darm. Nur sie regen seine Durchblutung durch Dehnung und mechanische Reize an. Nur auf diese Weise wird die Darmschleimhaut perfekt mit Sauerstoff und Nahrung versorgt. Ohne ausreichende Menge von Nahrungsbestandteilen, die im Dünndarm unverdaut bleiben und deshalb im Dickdarm landen, »verhungert« das sensible Ausscheidungsorgan. Es bildet sich buchstäblich zurück und verliert die Fähigkeit, seine Aufgaben zu verrichten. Der wissenschaftliche Hintergrund dafür ist kompliziert und wird heute an vielen Stellen der Welt mit molekularbiologischen Methoden erforscht.

Ballaststoffe aus Vollkornprodukten sorgen dafür, daß mehr Verdauungssäfte fließen und die Nahrungsreste schnell durch den Körper befördert werden

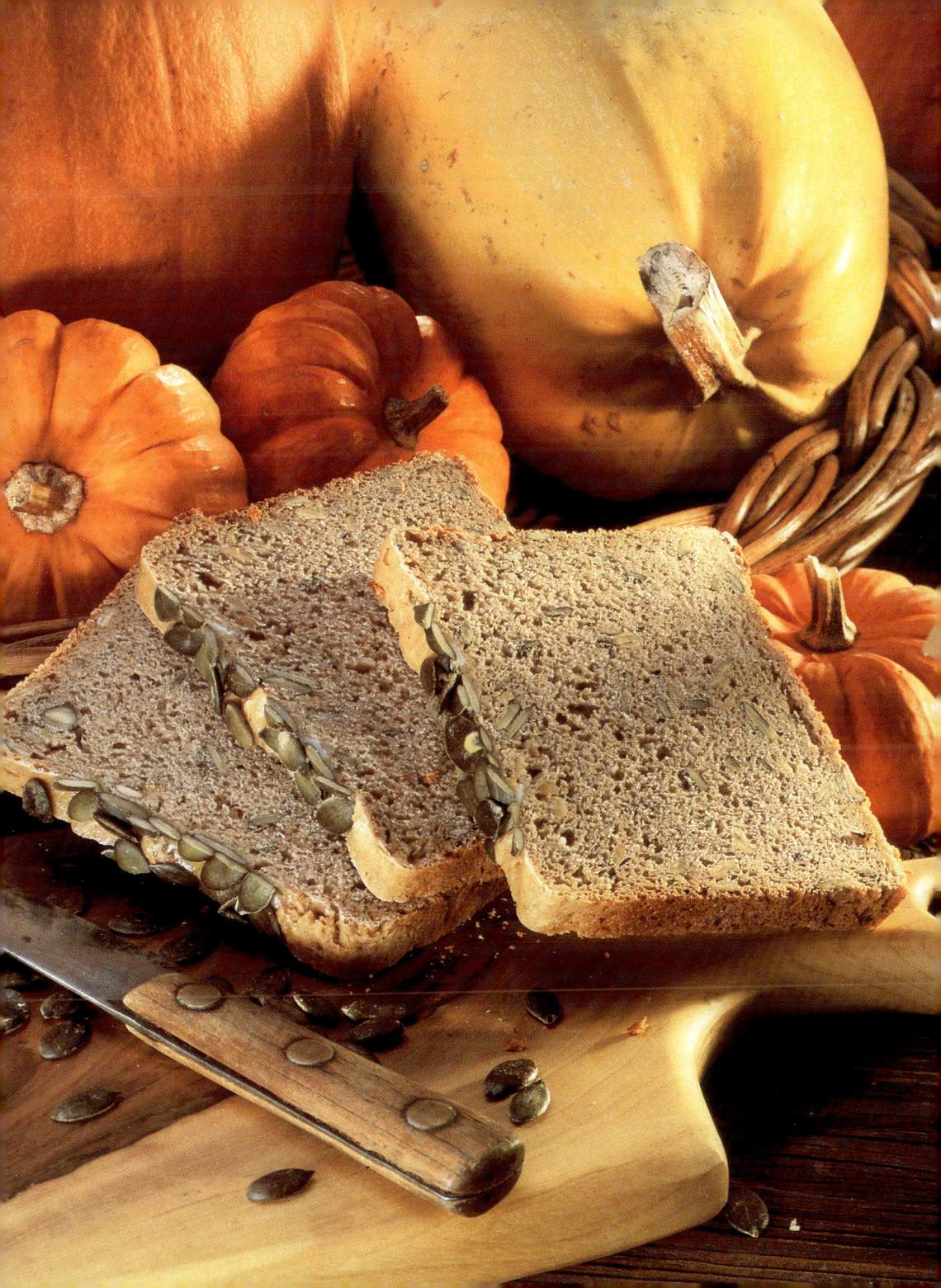

Ohne Ballaststoffe keine Darmbarriere

Eine geschädigte Darmbarriere, durch die Teile des Darminhalts in den Körper gelangen könnten, ist in der Medizin gefürchtet. Wer schwer krank ist, muß oft künstlich ernährt werden. Fehlen in den verwendeten Nährstoffpräparaten die Ballaststoffe, beginnt ein schneller Abbau der Schleimhaut. Damit nimmt die Dichtigkeit der Darmwände ab. Bakterien sind dann imstande, das Innere des Darms zu verlassen, in den Körper zu wandern und Entzündungen auszulösen, die den ganzen Körper erfassen und zum Tod führen können.

Ohne Ballaststoffe wird die Darmbarriere durchlässig, der Darm undicht

Soweit man weiß, kommt ein »undichter« Darm nur bei schwersten Erkrankungen vor. Doch wahrscheinlich nehmen auch gesunde Menschen, die auf Dauer extrem ballaststoffarm essen, Risiken auf sich. Sicher ist immerhin, daß sich der Aufbau der Schleimhäute im Verdauungstrakt verändert, wenn natürliche Ballaststoffe aus pflanzlicher Nahrung fehlen.

Wie Ballaststoffe gegen Verstopfung helfen

- Sie beschleunigen den Abtransport der Nahrungsreste.
- Sie erhöhen die Stuhlmenge, erleichtern die Entleerung.
- Sie machen den Darm beweglicher.
- Sie helfen dabei, giftige Stoffe schnell aus dem Darm zu entfernen.
- Sie stärken die Darmbarriere und verhindern damit, daß Bakterien in den Körper gelangen.
- Sie »massieren« die Darmwände und sorgen für gute Durchblutung.
- Sie verstärken den Fluß von Verdauungsenzymen.
- Sie ernähren die nützlichen Bakterien der Darmflora.
- Sie sind die Grundlage für die Produktion von Schutzstoffen, die den Darm aktiv halten.

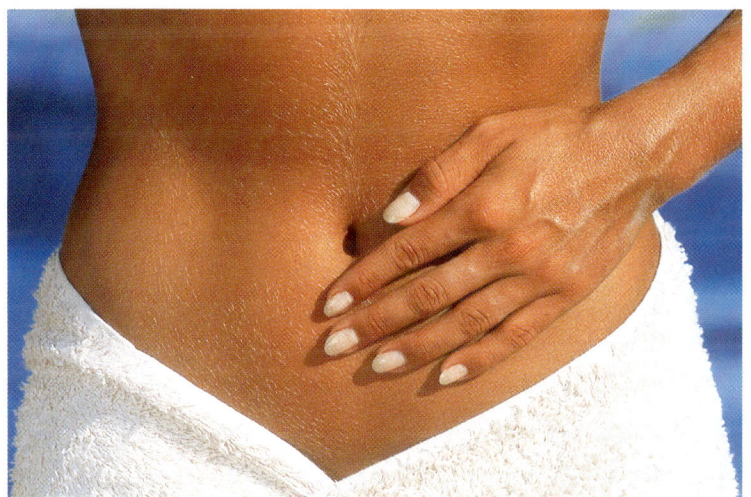

Reparaturstoffe aus der Darmflora

Noch in den achtziger Jahren hielt man den Dickdarm für eine Art Mülldeponie. Entdeckungen der vergangenen Jahre zeigen jedoch seine überragende Bedeutung für das Immunsystem. So benötigt der Dünndarm beispielsweise nur rund 250 spezielle Gene für seine Aufgaben, obwohl er es ist, der den Körper mit Nährstoffen versorgt. Der Dickdarm dagegen wird von mehr als dreimal so vielen Genen kontrolliert – ein Zeichen für seinen großen Stellenwert im Körper. Botenstoffe aus dem Darm sind an so gegensätzlichen Wirkungen wie der Regulation unseres Blutdrucks, der Atmung und der Körpertemperatur beteiligt.

In den siebziger Jahren erregte der englische Arzt Denis Burkitt noch Aufsehen, als er auf den Zusammenhang zwischen dem Verzehr von Ballaststoffen und der Entstehung von Zivilisationskrankheiten hinwies. Doch er glaubte damals, der Nutzen der unverdaulichen Fracht läge hauptsächlich in ihrer Aufgabe als »Beschleuniger« des Nahrungsbreis durch den Darm. Es leuchtete seinen Kollegen ein, daß die schnellere Passage dem

Darm allzuviel Kontakt mit giftigen Bestandteilen der Nahrungsreste ersparen und auf diese Weise den Körper entlasten würde.

Inzwischen zeigen zahlreiche Studien, daß dies nur einer von vielen Effekten der Ballaststoffe ist. So produzieren Bakterien in der Darmflora aus löslichen Ballaststoffen (z. B. Beta-Glucane, Resistente Stärke, Inulin und Pektin, siehe Seite 62 ff.) lebenswichtige Substanzen, die erst vor wenigen Jahren entdeckt wurden. Es sind spezielle kurzkettige Fettsäuren wie etwa die als übelriechend bekannte Buttersäure, die unseren Darm von innen ernähren und pflegen. Heute steht fest, daß diese Fettsäuren vom Blut aufgenommen werden und als Reparaturstoffe für den ganzen Verdauungstrakt vom Magen bis zum Po notwendig sind.

Unser Körper muß die Schleimhäute, die mit dem Nahrungsbrei in Verbindung kommen, ununterbrochen erneuern, damit der Darm »dicht« bleibt und seine Arbeit perfekt verrichten kann. Das ist ein kraftraubender Prozeß, der 10 bis 15 Prozent unserer Energie (Kalorien) verbraucht und nur dann in Gang gehalten werden kann, wenn die Zellen der Schleimhaut genug Nahrung bekommen. Erhält die Darmflora mit unserem Essen zuwenig Ballaststoffe als »Futter« angeliefert, mangelt es an Energie und Schutzstoffen. Dann schrumpfen die Schleimhäute und werden empfindlich gegen Belastungen.

Noch heißt es in medizinischen Lehrbüchern, im Dickdarm würden die bereits ausgelaugten Speisereste nur noch eingedickt und ausgeschieden. Dabei produziert die Darmflora unentbehrliche Schutzsubstanzen für die Instandhaltung des gesamten Verdauungstrakts

Wieviel Ballast braucht der Darm?

Wir Deutschen essen im Durchschnitt viel zuwenig Ballaststoffe, nämlich nur etwa 20 Gramm pro Tag. 30 Gramm sollten es sein, meint die Deutsche Gesellschaft für Ernährung. Jedoch erst ab Mengen von 40 bis 50 Gramm Ballast pro Tag verdoppelt sich das Stuhlvolumen. Dann läuft der Transport der Nahrungsreste so schnell und reibungslos, daß man sich richtig wohl fühlt und schädliche Stoffe aus dem Darminhalt schnell genug weggeschafft werden, um den Körper nicht zu belasten. Menschen, die unter Verstopfung leiden, haben oft einen noch viel höheren Bedarf. Sie benötigen manchmal bis zu 80 (!) Gramm reinen Ballast, damit der Darm reibungslos funktioniert.

Weniger Gift im Bauch
Die Wirkung von Ballaststoffen überzeugt Menschen mit Verstopfung meist sofort. Wer reichlich davon konsumiert, hat oft schon am nächsten Tag »großen« Erfolg auf dem Klo. Anstelle von kleinen harten Köteln verläßt den Darm dann ein üppiges Quantum weicher Stuhl mit hohem Wassergehalt. Für die langfristige Gesundheit ist eine Nebenwirkung der erhöhten Stuhlmenge jedoch noch viel bedeutender. Durch sie ergibt sich ein Verdünnungseffekt, im Darminhalt sinkt der Anteil an giftigen und darmreizenden Substanzen. Dies spielt eine wichtige Rolle bei der Vorbeugung gegen Darmerkrankungen. Und weil der Gehalt an Enzymen, die bestimmte Nahrungsbestandteile in giftige Substanzen umwandeln können, sinkt, bleiben Darm, Leber und Niere länger leistungsfähig.

Wo stecken sie nur?

Wer einen gesunden Darm besitzt und reichlich Ballaststoffe ißt, braucht keine Abführmittel. So einfach ist das. Unterschiedliche Bestandteile des Essens können in die Rolle eines Ballaststoffs schlüpfen, weil alles, was der Verdauung im Dünndarm entkommt, zur Nahrung für die Bakterien der Darmflora und damit zum Ballaststoff gerät. So bleibt auch von grob zerkleinerten Getreidekörner, die häufig »durchrutschen«, mehr für den Darm übrig als von fein gemahlenem Mehl, selbst wenn der Ballaststoffgehalt laut Nährwerttabelle derselbe sein müßte.

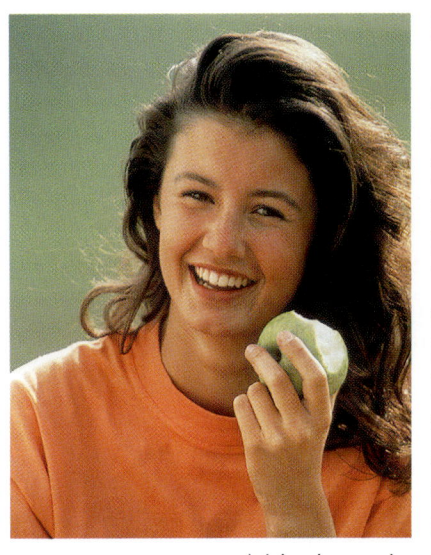

Lösliche und unlösliche Ballaststoffe

Den harten, meist faserigen, im Wasser unlöslichen Teil der Ballaststoffe können wir leicht identifizieren. Er bietet unseren Zähnen Widerstand, wenn wir Getreide, Obst, Gemüse und Hülsenfrüchte essen. Die festen Häute, Fäden, Trennwände und Schalen der Pflanzen zwingen uns zu gründlichem Kauen. Eine zweite Gruppe ist beim Essen kaum herauszuschmecken: die löslichen Ballaststoffe. Sie werden so genannt, weil sie sich im Wasser auflösen. Allerdings machen sie Flüssigkeiten etwas dickflüssiger.

Wer einen Entsafter besitzt, kann sich beide Arten anschauen. Gibt man beispielsweise Möhren hinein und setzt die Maschine in Gang, läuft trüber Saft ins Glas, der etwas dickflüssiger ist als Wasser. Das liegt an Ballaststoffen wie Pektin und Inulin, die darin gelöst sind. Im Sieb der Maschine bleibt der Trester zurück, der vorwiegend aus den unlöslichen Ballaststoffen der Möhren, wie etwa Zellulose besteht.

Wer also gern frisch gepreßten Saft trinkt, verzichtet auf den unlöslichen Teil der Ballaststoffe. Im Glas sind immerhin noch die löslichen Ballaststoffe enthalten. (Siehe Tabelle Seite 64/65.)

Karriere der Multitalente

Gehören Sie zur großen Gruppe der Typ-2-Diabetiker? Dann sollten Sie auf eine ballaststoffreiche Ernährungsweise umsteigen

Was den Gesundheitswert angeht, haben Ballaststoffe mittlerweile eine fast unglaubliche Karriere gemacht. Vom angeblich überflüssigen Ballast sind sie in den Augen der Wissenschaft zu einer erstklassigen »Vorsorgemedizin« gegen Verstopfung, Darmkrebs, Diabetes, Venenschwäche und koronare Herzerkrankungen aufgestiegen.

Tatsächlich sind die Wirkungen der Ballaststoffe im Körper vielfältig:

- Sie polstern den Darm aus und befördern krebserregende Substanzen zügig aus dem Körper.
- Sie sind ausgezeichnete Cholesterinsenker.
- Sie aktivieren durch eine sanfte Massage der Schleimhäute das im Darm angesiedelte Immunsystem und halten es fit.

Faserähnliche Ballaststoffe (z. B. Zellulose), die aus den Randschichten vom Getreide (Kleie) oder aus den Häutchen der Hülsenfrüchte stammen können, nehmen Wasser auf, quellen dabei, vergrößern die Menge des Nahrungsbreis und verringern so den Druck im Darm. Sie beschleunigen die Reise der Nahrung durch den Verdauungstrakt, regen die Beweglichkeit des Dickdarms an und vergrößern am Ende die Stuhlmenge. Deshalb sind Getreideprodukte und Hülsenfrüchte für Menschen mit Verstopfung die wichtigsten Nahrungsmittel.

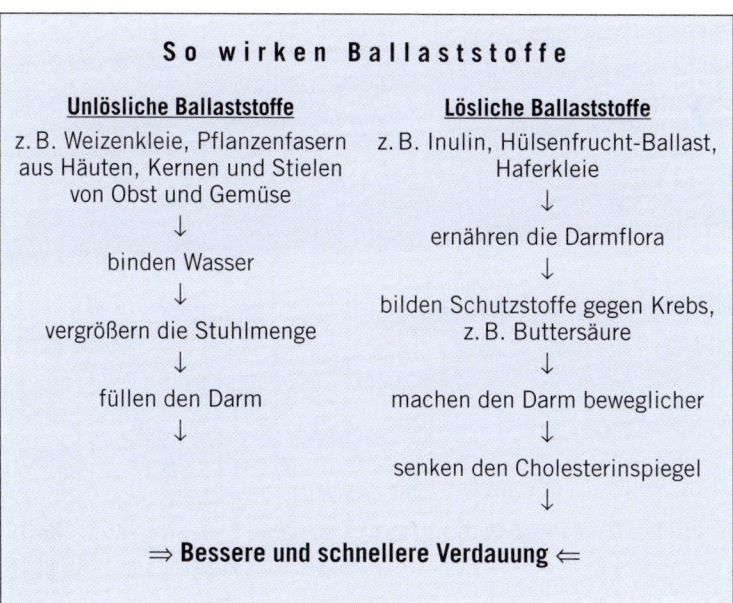

So wirken Ballaststoffe

Unlösliche Ballaststoffe	Lösliche Ballaststoffe
z. B. Weizenkleie, Pflanzenfasern aus Häuten, Kernen und Stielen von Obst und Gemüse	z. B. Inulin, Hülsenfrucht-Ballast, Haferkleie
↓	↓
binden Wasser	ernähren die Darmflora
↓	↓
vergrößern die Stuhlmenge	bilden Schutzstoffe gegen Krebs, z. B. Buttersäure
↓	↓
füllen den Darm	machen den Darm beweglicher
↓	↓
	senken den Cholesterinspiegel
	↓

⇒ **Bessere und schnellere Verdauung** ⇐

Lösliche und unlösliche Ballaststoffe in gängigen Lebensmitteln

Lebensmittel	Portionsgröße	wasserlösliche B./g	wasserunlösliche B./g
Getreide			
Buchweizen	100 g	1,6	2,1
Cornflakes	30 g	0,3	0,9
Gerste	100 g	2,0	7,9
Grünkern	100 g	3,3	5,5
Hafer	100 g	1,7	3,9
Haferflocken	30 g	0,5	1,1
Hirse	100 g	1,4	2,4
Reis, natur	50 g	0,4	0,8
Reis, parboiled	50 g	0,4	0,3
Roggen	100 g	5,0	9,0
Weizen	100 g	2,6	7,7
Weizenkeime	1 EL = 10 g	0,5	1,2
Weizenstärke	1 EL = 10 g	0,0	0,1
Brot und Backwaren			
Knäckebrot	1 Scheibe = 10 g	0,2	0,3
Mischbrot	1 Scheibe = 50 g	1,1	1,2
Vollkornbrot	1 Scheibe = 50 g	1,5	2,7
Weißbrot	1 Scheibe = 25 g	0,3	0,4
Zwieback	1 Scheibe = 10 g	0,2	0,3
Stärkereiche Nährmittel			
Graupen	1 EL = 10 g	0,1	0,4
Grieß	1 EL = 10 g	0,2	0,5
Nudeln	50 g	0,9	1,6
Sago	1 EL = 10 g	0,0	< 0,1
Hülsenfrüchte, getrocknet			
Bohnen, weiß	125 g	10,6	10,6
Erbsen, grün	125 g	1,4	21,3
Kichererbsen	125 g	12,8	8,6
Linsen	125 g	5,3	8,0
Kartoffeln			
Kartoffeln, frisch	200 g	1,1	2,5
Pommes frites	150 g	1,0	2,2
Gemüse			
Auberginen	200 g	1,4	3,2
Blumenkohl	200 g	1,4	2,2
Brokkoli	200 g	1,6	2,3

Lösliche und unlösliche Ballaststoffe in gängigen Lebensmitteln

Lebensmittel	Portionsgröße	wasserlösliche B./g	wasserunlösliche B./g
Gemüse			
Karotten	200 g	2,4	3,6
Porree	200 g	0,6	2,0
Rotkohl	200 g	1,4	2,5
Sauerkraut	200 g	2,8	4,2
Sellerieknolle	200 g	1,2	4,9
Zucchini	200 g	0,4	1,4
Obst			
Ananas	2 Scheiben = 100 g	0,2	1,2
Apfel	1 Stück = 150 g	0,7	2,1
Aprikose, getrocknet	5 Stück = 25 g	1,3	1,5
Banane	1 Stück = 200 g	0,9	1,8
Birne	1 Stück = 150 g	0,7	3,2
Erdbeeren	200 g	1,4	2,5
Kiwi	1 Stück = 50 g	0,5	1,2
Pflaumen, getrocknet	5 Stück = 40 g	1,6	2,2
Pflaumen	150 g	1,1	1,5
Rosinen	1 EL = 20 g	0,3	0,8
Sauerkirschen	150 g	0,6	0,7
Weintrauben	150 g	0,2	1,0
Nüsse und Samen			
Erdnüsse	1 EL = 10 g	0,6	0,6
Haselnüsse	1 EL = 10 g	0,3	0,5
Kürbiskerne	1 EL = 10 g	0,2	0,7
Leinsamen	1 EL = 10 g	1,8	1,7
Mandeln	1 EL = 10 g	0,6	0,9
Sesamsamen	1 EL = 10 g	0,1	1,0
Sonnenblumenkerne	1 EL = 10 g	0,2	2,4
Walnüsse	1 EL = 10 g	0,3	0,3
Süßwaren und Knabberartikel			
Erdbeerkonfitüre	1 EL = 20 g	< 0,1	0,1
Kartoffelchips	1 Handvoll = 25 g	0,2	0,5
Müsliriegel	1 Stück = 25 g	0,4	0,7
Obsttorte	1 Stück = 100 g	0,8	1,3
Rosinenkuchen	1 Stück = 70 g	0,5	1,0
Salzstangen	20 Stück = 20 g	< 0,1	0,1
Stachelbeerkonfitüre	1 EL = 20 g	0,1	0,1

Pektine aus Früchten beispielsweise haben andere Eigenschaften. Sie lösen sich in Flüssigkeit und beeinflussen den Dünndarm anders als unlösliche Faserstoffe. Sie verlangsamen den Transport des Nahrungsbreis schon im Magen, bremsen die Ausschüttung von Hormonen und Enzymen. Kurz gesagt, sie verzögern die Verdauung. Ist viel Pektin im Essen, gelangen Nährstoffe wie etwa Zucker langsamer ins Blut. Dies ist einer der Gründe, warum Diabetiker durch einen löslichen Ballaststoff wie Pektin einen stabileren Blutzuckerspiegel erhalten. Im Dickdarm dagegen wirken Pektine ganz anders. Sie bringen ihn auf Trab, beschleunigen den Abtransport der Nahrungsreste, und sie dienen der Darmflora als Nahrungsquelle.

Auch in die Balance der Hormone und in den Fettstoffwechsel greifen Ballaststoffe regulierend ein. Lösliche Hafer-Ballaststoffe beispielsweise senken den Cholesterinspiegel auf doppelte Weise: Zum einen binden sie Gallensäuren. Und weil der Körper den Nachschub für dieses Fettverdauungsmittel aus Cholesterin aufbaut, sinkt durch diese Einbuße der Cholesterinspiegel im Blut. Zum anderen entstehen aus Hafer-Ballaststoffen im Dickdarm Komponenten, die die körpereigene Produktion von Cholesterin hemmen.

Ist Ihr Cholesterinspiegel zu hoch? Dann schlagen Sie durch die Umstellung auf ballaststoffreiches Essen zwei Fliegen mit einer Klappe. Denn die neue Art zu essen reguliert den Stoffwechsel besser als viele Medikamente

Neu entdeckte Ballaststoffe

Seit sich Forscher ernsthaft mit dem Zusammenleben von Bakterien und Mensch im Inneren unseres Darms beschäftigen, versuchen sie herauszufinden, mit welchen Teilen unserer Nahrung wir die nützlichen mikrobiellen »Haustierchen« füttern könnten. Denn wenn die »guten« Bakterien gedeihen, verdrängen sie die schädlichen, Krankheiten auslösenden oder Gift produzierenden Keime (beispielsweise Salmonellen, Clostridien) – indem sie ihnen Platz und Futter wegnehmen oder auf die feindlichen Bakterien mit selbstgemachten Giftstoffen »schießen«.

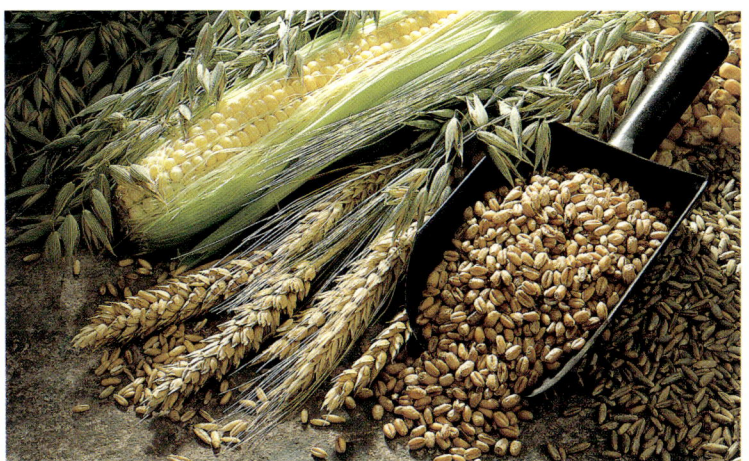

Stärke wird zum Ballaststoff

Was »gute« Darmbakterien am liebsten »futtern«, enträtselten Forscher erst vor kurzer Zeit: Die meisten freundlichen Darmbakterien benötigen zum Leben, ebenso wie der Mensch, Stärke, die in einfachen, preiswerten Sattmachern steckt. Wer seinen Hunger täglich mit kräftigen Portionen Kartoffeln, Nudeln, Brot, Getreidegerichten und Hülsenfrüchten stillt, füttert damit auch die kleinen Freunde im Darm. Anfang der siebziger Jahre dachte man noch, Stärke würde im Dünndarm komplett verdaut und aufgenommen. Später stellte man fest, daß der Dünndarm nicht alles wirklich nutzen kann, was in den Mund gesteckt wird. 5 bis 20 Prozent der Stärke bleiben ungenutzt und gelangen in den Dickdarm, wo unsere Darmflora Schutzstoffe (kurzkettige Fettsäuren) daraus macht.

Ein Ballaststoff, der sich als Nahrung für die nützlichen Bakterien des Darms besonders gut eignet, ist die gegen Verdauungssäfte »resistente«, unverdauliche Stärke. Sie wurde erst 1982 aufgespürt: Ein Teil der ganz normalen Stärke aus Kartoffeln, Brot und Nudeln wird durch Erhitzen und Abkühlen (unter 50 °C) so verändert, daß unsere Verdauungssäfte im Dünndarm sie nicht aufspalten können. Leider stecken heute in unserer Kost pro Tag nur etwa zwei bis drei Gramm Resistente Stärke. Es landet also viel zuwenig Stärkereiches auf unserem Teller, um eine gute Grundlage für das Gedeihen der Darmbewohner zu bilden. Je schlechter die Mikroben im Darm gedeihen, desto größer wird das Risiko einer Verstopfung.

Aufgewärmtes – praktisch und gesund

Der Gehalt an Resistenter Stärke läßt sich bei gewohnten Gerichten mit einem einfachen Trick erhöhen. Man kocht einfach die doppelte Menge Kartoffeln, Nudeln oder Getreide und

Resistente Stärke in Lebensmitteln

Zusätzlich zu den bereits lange bekannten löslichen und unlöslichen Ballaststoffen verbirgt sich der neu entdeckte Ballaststoff aus Stärke in vielen preiswerten und einfachen Lebensmitteln

in 100 g	verdauliche Stärke	Resistente Stärke	andere Ballaststoffe
Weißbrot	77 g	1 g	3 g
Vollkornbrot	60 g	1 g	8 g
Cornflakes	78 g	3 g	4 g
Haferflocken	65 g	2 g	5 g
Roggen-Knäckebrot	61 g	3 g	7 g
Kartoffeln, gekocht (heiß)	74 g	5 g	2 g
Kartoffeln, gekocht (kalt)	75 g	10 g	2 g
Kartoffelstärke (roh)	99 g	75 g	–
Weizenmehl (Type 405)	81 g	2 g	4 g
Spaghetti, gekocht	79 g	5 g	2 g
Gerste/Graupen, gekocht	73 g	9 g	4 g
Hirse, gekocht	75 g	6 g	1 g
Tiefkühl-Erbsen, gegart	20 g	5 g	5 g
Linsen, gekocht	54 g	9 g	4 g
weiße Bohnen, gekocht	45 g	18 g	7 g

Aufgewärmtes – praktisch und gesund

wärmt sie am nächsten Tag wieder auf. Durch das Aufwärmen verwandelt sich ein Teil der üblichen Stärke in Resistente Stärke und wird so zum Ballaststoff. Nebenbei ist das Vorkochen natürlich für Berufstätige und gestreßte Mütter ausgesprochen praktisch.

Wer gern Hülsenfrüchte wie Erbsen oder Bohnen ißt, bekommt reichlich Resistente Stärke mitgeliefert, egal, ob er sie aufgewärmt oder frisch gekocht konsumiert. Dagegen ist sie in frischem Gemüse und Obst wie etwa Kohl, Paprikaschoten und Äpfel überhaupt nicht enthalten. Früchte und Gemüse sollte man allerdings nicht aufgewärmt, sondern lieber frisch und mindestens zum Teil sogar roh verzehren, damit Vitamine, Mineralstoffe und alle biologisch aktiven Substanzen möglichst perfekt erhalten bleiben.

Vor allem sollte man stärkereiche Sattmacher in den Mittelpunkt der Mahlzeit stellen und dafür die fett- und eiweißreichen Zutaten als leckere, aber kleine Beilagen servieren, damit der Darm von allem seinen Teil an Resistenter Stärke abbekommt.

Nudelfans werden sich doppelt bestätigt fühlen, denn neben dem ansehnlichen Gehalt an Resistenter Stärke enthalten gekochte kalte Nudeln einen hohen Anteil an sogenannter »langsamer« Stärke, die nur allmählich verdaut wird und dafür sorgt, daß man nach einem Teller Nudelsalat, einem Nudelauflauf oder aufgebratenen Nudeln über längere Zeit angenehm satt bleibt. Stärkereiches ist also extrem figurfreundlich.

Kekse mit viel Resistenter Stärke

Der Mürbeteig dieser Plätzchen enthält kaum Feuchtigkeit. So kann die Kartoffelstärke beim Backen nicht aufquellen. Sie bleibt weitgehend roh und damit unverdaulich. Der Gehalt an Resistenter Stärke ist also in diesen mürben leckeren Plätzchen sehr hoch. Angenehmerweise schmecken sie wie gewohnt – wie feine Mürbeteig-Plätzchen eben!

Öfter mal die doppelte Menge kochen! Aufgewärmte Nudeln, Kartoffeln und Getreidegerichte enthalten mehr Ballaststoffe als frisch gekochte, denn beim Aufwärmen entsteht Resistente Stärke, von der viele nützliche Darmbewohner leben

Zutaten für 35 Stück
125 g Mehl Type 1050
125 g Kartoffelstärke (Kartoffelmehl)
125 g Butter oder Margarine
60 g Puderzucker
3 Päckchen Vanillezucker
(künstlich aromatisierter Vanillinzucker ist nicht geeignet)
Salz
1 Ei

Mehl mit Kartoffelstärke mischen. Weiches Fett, Puderzucker, 1 Päckchen Vanillezucker, 1 Prise Salz und Ei zufügen und alles mit den Knethaken des Handrührgeräts gut vermischen. Die krümeligen Teigzutaten auf die Arbeitsfläche geben und mit den Händen einen glatten Teigkloß zusammendrücken. Nicht lange kneten, sonst wird der Teig brüchig und zäh.

Den Teig zu einer etwa 30 cm langen Rolle formen. Restlichen Vanillezucker auf die Arbeitsfläche streuen und die Teigrolle darin wenden. 30 Minuten in Folie gewickelt kalt stellen.

Von der Teigrolle etwa 3 mm dünne Scheiben abschneiden und auf ein mit Backpapier belegtes Backblech legen. Im vorgeheizten Backofen bei 200 °C (Gas Stufe 3) etwa 12 – 15 Minuten backen, bis die Plätzchen hellbraune Ränder haben.

Milchsäurebakterien lieben Milchzucker

Milchzucker wird von Müttern gern als supermildes und natürliches Abführmittel für Kinder verwendet. Doch auch viele Erwachsene schwören auf seinen prompten Effekt. Wird das weiße Pulver löffelweise verwendet, landet immer ein kleiner Teil unverdaut im Dickdarm und ernährt dort die Darmflora (probiotische Wirkung). Wer Milchzucker gut verträgt (manche Menschen leiden unter einer Laktose-Intoleranz und bekommen Bauchweh davon), sollte ihn ruhig beim Kochen und Backen verwenden. Er ist übrigens auch für Diabetiker gut geeignet, denn der Blutzuckerspiegel reagiert günstig auf diese Zuckerart. Milchzucker gibt es für wenig Geld in Supermärkten, Drogeriemärkten und Apotheken zu kaufen.

Bifidus liebt Inulin

Fasziniert beobachten Ernährungsforscher die Wirkung einer anderen Gruppe von löslichen Ballaststoffen, den sogenannten Oligosaccharide (sprich: Oligo-Sacharide). Kaum jemand kennt diesen Fachbegriff, doch gegessen hat jeder von uns Oligosaccharide bereits unzählige Male. Schließlich bewahren über 30.000 Pflanzen ihre Energievorräte für die kalte Jahreszeit in diesen großen Zuckermolekülen auf. So sind Oligosaccharide, ähnlich wie Stärke, in vielen pflanzlichen Lebensmitteln enthalten. Gelangen diese großen »Zuckerstücke« als Ballaststoff in den Dickdarm, stürzen sich vor allem die Bifidusbakterien der Darmflora, die als besonders nützlich gelten, darauf.
Eine gute Quelle für Oligosaccharide ist Inulin. Es wird als feines weißes Pulver aus den Wurzeln der Zichorie (Chicorée) gewonnen und sieht etwa aus wie Puderzucker. Heißes Wasser genügt, um den Naturstoff aus den kleingeschnittenen Knollen herauszulösen. Chronisch Verstopfte schätzen Inulin besonders, weil es die Darmtätigkeit verläßlich unterstützt, sich aber im Essen spurlos auflöst.

Kapitel 5

Verstopfung ade

Mehr als jeder Arzt oder Heilpraktiker können Sie selbst etwas für sich tun, wenn Sie das Problem Verstopfung ein für allemal loswerden wollen. Allerdings sollten Sie bereit sein, in drei Bereichen Ihren Lebensstil zu verändern. Auf eine kurze Formel gebracht, heißt das:

* anders essen
* mehr bewegen
* Streß abbauen

Ernährung

Wer die folgenden Empfehlungen im Alltag umsetzt, tut nicht nur seinem Darm den größten Gefallen, er steigt auch auf eine Ernährungsweise um, die sich auf alle chronischen Stoffwechselerkrankungen günstig auswirkt und die Blutwerte langsam, aber sicher in Richtung »optimal« verschiebt.

Essen Sie oft vegetarisch

Ballaststoffreich essen macht satt und gesund. Angenehme Nebenwirkung: Schon nach wenigen Wochen purzeln die Pfunde

Essen Sie sich an pflanzlichen Lebensmitteln satt, denn nur Pflanzen liefern die für den Darm unentbehrliche Kombination von Stärke und Ballaststoffen. Ißt man hauptsächlich »Tierisches« wie Fleisch, Fisch und Käse, muß der Darm »hungern«. Stellen Sie deshalb stärkereiche Lebensmittel wie etwa Brot, Hülsenfrüchte, Nudeln und Kartoffeln in den Mittelpunkt jeder Mahlzeit. Essen Sie täglich 600 bis 800 Gramm von diesen kohlenhydratreichen Grundnahrungsmitteln. Das gelingt am besten, wenn Sie den Brotkorb zu jeder Mahlzeit auf den Tisch stellen und sich beim Mittagessen mit der doppelten Menge

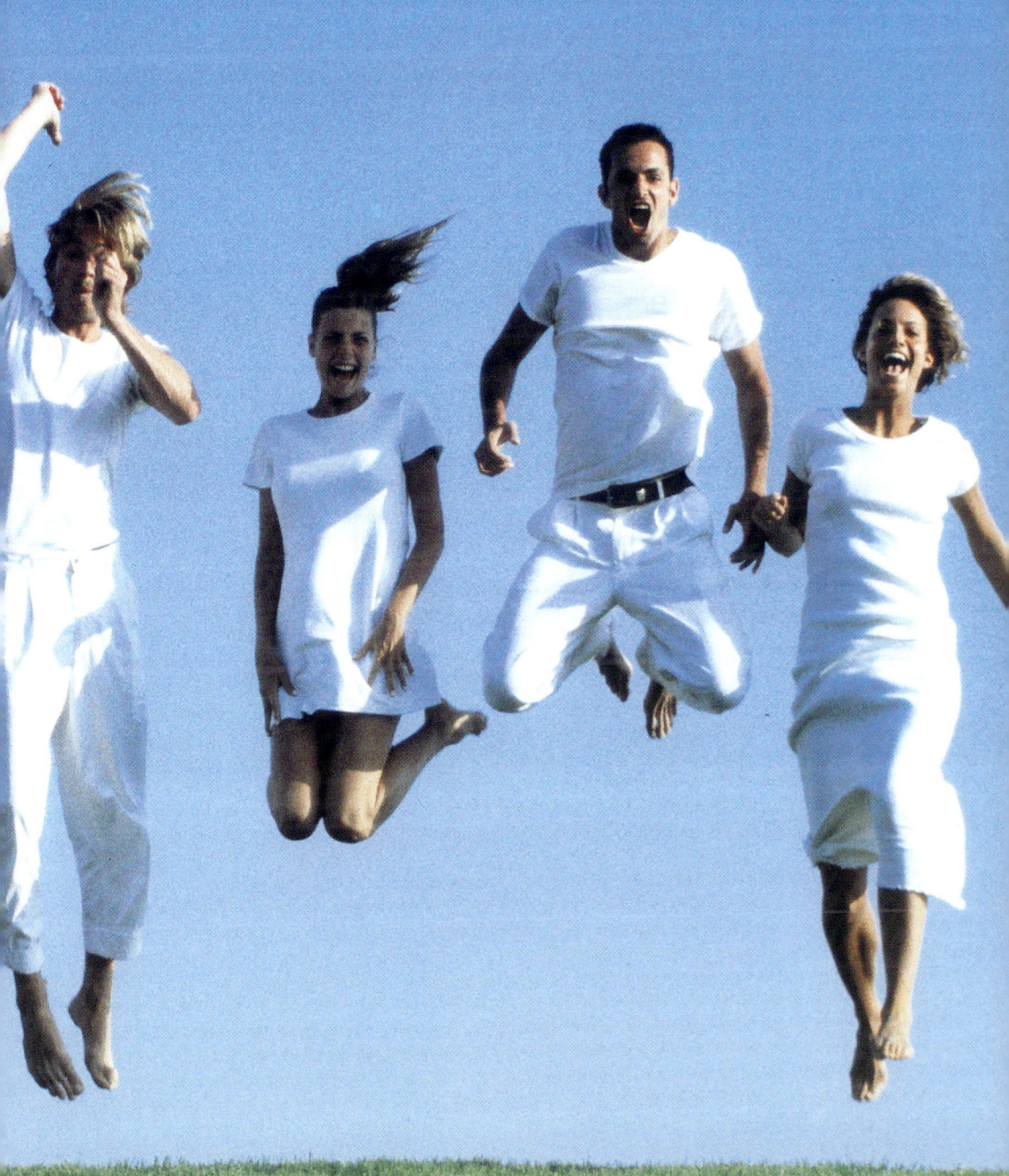

Reis, Nudeln oder Kartoffeln bedienen, die Sie bisher gewohnt waren. Und für den süßen Hunger naschen Sie statt Schokoriegel öfter eine Handvoll Rosinen, Datteln, Feigen oder Nüsse.

Fünfmal täglich Obst und Gemüse

Ob Sommer oder Winter – essen Sie in jeder Saison jeden Tag ein bis zwei Pfund Gemüse und Obst. Verteilen Sie die frischen Früchte und Gemüse auf fünf Mahlzeiten. Nur wenn beides dem Körper bei jeder Mahlzeit zur Verfügung steht, verhindern Sie den Stau im Darm ohne lästige Nebenwirkungen. Schon drei Stücke Obst, eine große Portion Gemüse und eine Portion Salat reichen bei den meisten Menschen nicht nur aus, um den Darm fit zu halten, sondern den Stoffwechsel optimal zu unterstützen.

Reichlich trinken

Falls Sie es gewöhnt sind, abends alkoholische Getränke zu sich zu nehmen, verzichten Sie auf gerbstoffreiche Rotweine, und schränken Sie den Alkoholkonsum insgesamt ein

Der Darm braucht vor allem für seine Transportarbeit viel Flüssigkeit. Ohne ausreichende Befeuchtung trocknet der Nahrungsbrei aus und wird dabei so fest, daß nichts mehr vom Fleck geht. Nun ist es ja eigentlich kein Problem, vier- bis fünfmal täglich zu Glas oder Tasse zu greifen. Doch vor allem ältere Menschen vergessen das Trinken manchmal völlig, weil sie nicht durstig sind. Andere trinken viel Alkohol, der entwässernd wirkt und den Darm zusätzlich austrocknet. Deshalb: Auch wenn der Durst nicht groß ist, mindestens zwei Liter Flüssigkeit pro Tag trinken. Alkoholhaltiges darf man bei der Mengenkalkulation allerdings nicht mitzählen.

Schritt für Schritt

Wer langsam und schrittweise versucht, seinen Speisezettel umzukrempeln, wird bald bemerken, wie freundlich der Darm darauf reagiert. Am einfachsten gelingt die Veränderung der

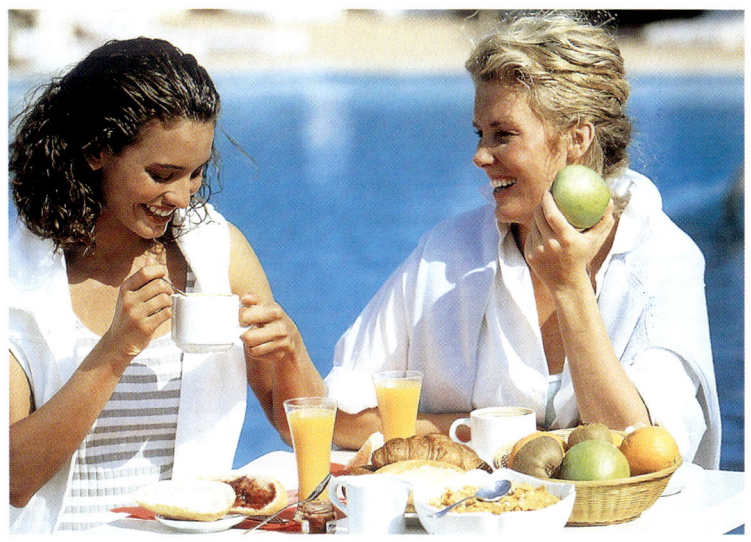

Eßgewohnheiten, wenn man sich nichts verbietet, sondern immer etwas Gesundes zusätzlich genehmigt. Das klingt vielleicht absonderlich, macht aber Sinn, wenn Sie beispielsweise ein Stück Vollkornbrot zu jeder Mahlzeit essen. Der nächste Schritt wäre, für zwischendurch vormittags, nachmittags und abends frisches Obst bereitzuhalten. Dann schrumpfen die Portionen der tierischen Lebensmittel, die eben keine Ballaststoffe liefern, ganz von selbst auf das richtige Maß. Geben Sie aber nicht gleich auf, wenn es in den ersten Tagen der Umstellung in ihrem Bauch ein bißchen rumpelt und rumort und Ihnen der Darm ungewohnt prall vorkommt. Das zeigt nur, daß der Verdauungstrakt dabei ist, sich an die veränderte Kost anzupassen. Bleibt man geduldig und konfrontiert ihn langsam und schrittweise mit mehr Pflanzenkost, fließen mit der Zeit die notwendigen Verdauungssäfte im richtigen Maß, und eine gesunde Darmflora wächst heran, die mit dem reichlichen Angebot an Ballaststoffen gut zurechtkommt. Dann wird es wieder ruhiger im Bauch.

Es bleibt Ihnen nicht erspart, sich Ihre ganz persönliche Anti-Verstopfungs-Diät zuzulegen und dabei einiges auszuprobieren

Für schwere Fälle

Die Erfahrung zeigt, daß Menschen, die ihren Darm an Abführmittel gewöhnt haben, oft an Nährstoffmangel leiden und dies nicht einmal bemerken. Vor allem die Vorräte an den Mineralstoffen Kalium, Magnesium und Kalzium müssen häufig aufgefüllt werden. Ob dafür ein Medikament notwendig ist, kann der Arzt anhand des Blutbilds feststellen. Auch die B-Vitamine müssen eventuell für eine Weile als Pille eingenommen werden. Wer seinen Darm über längere Zeit mit parafinölhaltigen Abführmitteln traktiert hat (siehe Seite 45), benötigt möglicherweise ein Medikament, das die verlorengegangenen fettlöslichen Vitamine (A, D, E und K) ersetzt.

Mancher braucht mehr Ballast

Der Darm eines jeden Menschen reagiert individuell auf Nahrungsmittel. Das mag an anatomischen Unterschieden liegen, aber auch an der Darmflora, die bei jedem etwas anders zusammengesetzt ist. Vor allem Menschen, die schon lange unter Verstopfung leiden, benötigen oft 80 Gramm Ballaststoffe und mehr pro Tag. Das ist die vierfache Menge von dem, was der Bundesdeutsche laut Statistik täglich aufnimmt. Manche Entwöhnung von Abführmitteln scheitert, weil es dem Betroffenen nicht gelingt, auf Dauer genügend Ballaststoffreiches in seine Eßgewohnheiten zu integrieren. Für solche Fälle ist es gut, auf spezielle Lebensmittel zurückzugreifen, bis sich der Darm nach einigen Wochen oder Monaten erholt hat und wieder mit etwas kleineren Mengen zurechtkommt. Damit Ihnen dies besser gelingt, können Sie zusätzliche Ballaststoffe auch in Form von Haferkleie, Inulin u. a. (siehe auch Seite 62 f.) in Suppen, Eintöpfen, Saucen oder Desserts löffelweise verschwinden lassen.

Ballaststoffe aus dem Laden

Die meisten von uns denken beim Stichwort Ballaststoffe an staubtrockene Weizenkleie und Körnerfutter und fürchten um ihre Freude am guten Essen. Tatsächlich sind die Schalenbestandteile der verschiedenen Getreidesorten sehr wirksam und gut verträglich. Um Vollkornprodukte kommt man also nicht herum. Doch beim Kochen und Backen können Sie den Gehalt Ihrer gewohnten (ballaststoffarmen) Lieblingsgerichte ganz unauffällig durch kleine Zulagen in Form von Getreidekleie erhöhen.

Sie finden im Handel zwei Sorten mit unterschiedlichen Eigenschaften: die vorwiegend unlösliche Weizenkleie und die lösliche, quellstoffreiche Haferkleie. Probieren Sie, welche Sorte zu welchem Gericht am besten paßt.

Wer gern Hafer ißt, hat eine große Auswahl. Es gibt zum Beispiel ballaststoffreiche Spezialitäten wie Haferkleie, Kleieflocken und knusprige Kleie-Müslis. Haferkleieflocken sind besonders vielseitig: Sie verschwinden in Suppen und Eintöpfen, lockern Buletten und Bratlinge, binden Saucen, ersetzen bei Panaden die Semmelbrösel und saugen bei saftigen Obstkuchen und Desserts oder allzu flüssigen Gemüsegerichten unerwünschte Flüssigkeit auf.

Im Handel gibt es neben altbekannten weizenkleiehaltigen Erzeugnissen wie Kleiebrot und -brötchen neue Produkte in unterschiedlichen Mischungen und – vor allem – zu ganz unterschiedlichen Preisen. Ein kritischer Blick auf die Packung schützt meist vor Fehlkäufen. Denn wenn mit dem Ballaststoffgehalt von Lebensmitteln geworben wird, muß er auch auf dem Produkt in Gramm angegeben sein. Vorsicht: Es gibt beispielsweise Riegel, deren Name auf raffinierte Art an den Begriff Ballast erinnert, die aber so wenig von den gesunden Substanzen enthalten, daß der Hersteller sich nicht traut, die Menge auf der Verpackung anzugeben.

Weizenkleie ist ein sehr wirksamer natürlicher Ballaststoff. Doch er wird zum Risiko für den Darm, wenn man die trockenen Brösel pur herunterschlingt oder ihn als Tablette einnimmt

Nicht aus Getreide, sondern aus Rüben stammen ballaststoffreiche Flocken, die etwas langsamer aufquellen als Kleie, sich aber in Eintöpfen und in kleinen Mengen auch beim Backen gut verwenden lassen. Sie eignen sich für Getreide-Allergiker und sind glutenfrei. Man bekommt sie in Reformhäusern manchmal nur auf Bestellung (Markenname: Sybille).

Auch Pektin gibt es in vielen Formen: Apfelpektin als Pulver, mit Kleie gemischt und als Kautabletten sowie flüssiges Pektin, das sich zum Einmachen und für Desserts gut eignet. Preiswert und praktisch beim Kochen ist ein flüssiges Pektinprodukt (Gelin, Dr. Oetker), das im Lebensmittelhandel (meist in der Nähe der Back- oder Einmachzutaten) in kleinen Kartonverpackungen ähnlich wie Milch angeboten wird.

Ebenfalls ballaststoffreich und manchem besonders lieb, weil süß, sind Trockenfrüchte wie Pflaumen, Feigen, Aprikosen, Ananas und Datteln. Im Reformhaus und in Naturkostläden werden auch Extrakte oder Säfte daraus angeboten.

Inulin, diesen praktischen, leicht löslichen Ballaststoffpuder aus Zichorienwurzeln, gibt es leider noch nicht überall zu kaufen. In Apotheken wird er mit Vitaminen versetzt zu astronomischen Preisen angeboten. Billiger gibt es ihn pur im Versand (Anschrift im Anhang des Buches). Inulin verschwindet spurlos

Ganz gleich, welche Sorte ballaststoffreicher Lebensmittel Ihnen am besten schmeckt und bekommt: Essen Sie anfangs nur kleine Mengen davon. Mischen Sie sie unter gewohnte Speisen, oder kombinieren Sie sie mit anderen Zutaten innerhalb einer Mahlzeit. Ihre Verdauungssäfte und die Darmflora passen sich so peu à peu an die neue Zusammensetzung des Essens an. Nach einer Eingewöhnungszeit kann man die Mengen langsam steigern, ohne daß der Darm lautstark protestiert.

in Flüssigkeiten, Suppen oder Sauermilchpro-
dukten. Magere Milchprodukte geraten nach
Zugabe von Inulin sogar etwas cremiger. Das
Pulver schmeckt neutral und paßt sich allen Ge-
schmacksrichtungen an.

Hülsenfrüchte wie Erbsen, Bohnen, Linsen, So-
jabohnen und Kichererbsen sind wohl die billig-
sten und gesündesten Ballaststofflieferanten.
Wer sie getrocknet kaufen möchte, muß sich allerdings tief bücken. In den meisten Läden findet man die preiswerten Päckchen im allerunter-
sten Regal.

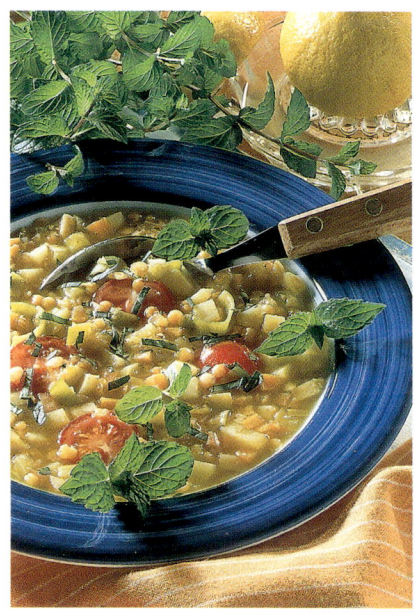

Dosenware ist praktisch und liefert ebenso wie
selbst gekochte Hülsenfrüchte reichlich unverdauliche Fracht (doppelt soviel wie Vollkornbrot,
nämlich bis zu 20 Prozent). Wer bisher keine
Hülsenfrüchte gegessen hat, kauft sich am besten eine Dose Bohnen oder Linsen, füllt den Inhalt in einen
Vorratsbehälter um und hebt ihn im Kühlschrank auf. So kann
man, wenn es gerade paßt, einen Löffel davon über einen Salat
streuen oder in eine Suppe mischen. Ißt man jeweils nur kleine Mengen der als blähend bekannten Hülsenfrüchte, vertragen selbst empfindliche Leute sie folgenlos.

Auch Mehle aus Hülsenfrüchten sind eine ideale Ballaststoff-
quelle. Sie vereinen die ganze Palette nützlicher Ballaststoffe
in sich und lassen sich beim Kochen und Backen so verwenden, daß nur der Bauch es vermerkt, die Zunge sich aber nicht
daran stört.

Ein Tip für alle, die auf Schnellgerichte stehen, ist die Erbs-
wurst (Knorr). Dieses ballaststoffreiche, über 100 Jahre alte
Convenience-Produkt aus Erbsmehl ist bereits nach fünf Minuten Kochzeit fertig und läßt sich immer wieder abwandeln.
Auch Erbsen- und Linsensuppen aus der Tüte kommen in Frage, wenn man es eilig hat.

Riegel zum Mitnehmen

Wer selten zum Kochen kommt und sich oft in Schnellrestaurants oder Kantinen verpflegen muß, kann für Ausgleich sorgen, wenn er ballaststoffreiche Snacks in der Tasche hat. Die selbstgemachten Snacks schmecken ähnlich wie Müsliriegel und sind bequem zu essen, weil sie weder kleben noch krümeln. Es lohnt sich, einen Vorrat anzulegen, denn sie halten sich etwa vier Wochen. Wer selbst nicht gern in der Küche steht, findet vielleicht eine wohlmeinende Seele, die die notwendigen 20 Minuten Arbeitszeit investiert.

Auch wenn Ihnen der Früchteriegel noch so gut schmeckt: Essen Sie in der ersten Zeit nicht mehr als einen oder zwei auf einmal. Ihrem Darm bekommt er besonders gut, wenn Sie dazu etwas trinken.

Ballastino-Riegel

Zutaten für 12 Stück

150 g Butter (mit möglichst langem Mindesthaltbarkeitsdatum)
150 g flüssiger Honig
100 g getrocknete Aprikosen
100 g getrocknete Äpfel
50 g Kürbiskerne
100 g Sonnenblumenkerne
200 g Weizenvollkornmehl
100 g Inulin (löslicher Ballaststoff)
125 g Haferflocken
60 g Kartoffelstärke (Kartoffelmehl)

Weiche Butter mit 4 Eßlöffel Wasser und Honig in eine Schüssel geben. Mit den Quirlen des Handrührgeräts cremig schlagen. Aprikosen und Äpfel würfeln. Portionsweise zusammen mit den Kürbiskernen im Blitzhacker (Mixer, Messermühle) fein zerkleinern.

Sonnenblumenkerne, 150 g Mehl, Inulin, Haferflocken und Kartoffelstärke mischen und mit den zerkleinerten Früchten zur Buttercreme geben. Die Zutaten mit den Quirlen des Handrührgeräts gut durchmischen.

Das restliche Mehl auf die Arbeitsfläche geben, die Hände bemehlen und den Teig glatt kneten. Eine dicke Rolle formen und in 12 gleich große Stücke teilen. Aus jedem Stück einen etwa fingerdicken Riegel formen. Die Riegel auf einem Brett oder einer Platte mit einem Tuch bedeckt 2 Tage trocknen lassen. Kühl lagern.

Gesundes zum Frühstück

Ein Müsli bietet die angenehmste Form, sich schon morgens ballaststoffreich zu ernähren. Obwohl das Angebot im Handel unüberschaubar groß ist, werden kaum Müslis mit einer Mischung aller wichtigen Ballaststoffarten angeboten. Da lohnt es, sich selbst ein Müsli zu mischen.

Ballastino-Müsli
Zutaten für 30 Portionen à 50 g
500 g Haferflocken
400 g Weizenflocken
100 g Inulin
200 g Haferkleie
100 g Leinsamen
100 g Kürbiskerne
100 g geröstete Sojakerne

Wer bisher kaum Getreideflocken oder Samenkerne gegessen hat, halbiert die Portionen erst einmal, damit der Darm sich an die neue Speise gewöhnt. Manchem reicht anfangs schon ein Eßlöffel pro Mahlzeit

Hafer- und Weizenflocken, Inulin und Haferkleie in einer großen Schüssel mischen. Leinsamen im Blitzhacker (Mixer, Messermühle) fein zerkleinern. Kürbis- und Sojakerne grob hacken und alles zufügen.

Die Zutaten gut durchmischen und in verschließbare Dosen

oder Gefrierbeutel füllen. Die Müslimischung kühl und dunkel aufheben, damit keine Nährstoffe verlorengehen oder die Samenkerne ranzig werden.

Müsli zubereiten: Anfangs einen, später zwei oder drei Eßlöffel Müslimischung mit etwas Wasser oder Milch für kurze Zeit einweichen. Dann Joghurt, Kefir, Quark oder frisches Obst dazugeben. Wer rohes Obst nicht verträgt, ist auch mit Kompott gut bedient. Das Müsli nach Geschmack mit Zucker oder Süßstoff abrunden.

Darmfreundliches für Dienstreisen

Ein vielseitig verwendbarer Ballaststoffmix zum Mitnehmen ist vor allem für die Mitmenschen ideal, die ständig auf Achse sind, unregelmäßig essen und kaum Zeit haben zum Kochen. Ein Löffelchen davon läßt sich beim Hotelfrühstück in den Joghurt oder in den Saft rühren, beim Mittagessen in der Kantine oder im Restaurant kann man sie in die Suppe mixen oder in den Nachtisch streuen. Wichtig ist dabei, daß man eine gewisse Regelmäßigkeit einhält und die Mengen nur langsam steigert. Mit ein, zwei Teelöffel pro Tag sollten Menschen anfangen, die nicht an ballaststoffreiches Essen gewöhnt sind. Nach ein, zwei Wochen vertragen die meisten schon einen Eßlöffel pro Tag. Die Ergebnisse sind übrigens beachtlich ...

Ballastino-Mix
Zutaten für 80 Portionen à 1 Teelöffel
100 g Leinsamen
100 g Haferkleie
100 g Weizenkleie
100 g Inulin

Leinsamen im Mixer oder Blitzhacker (Messermühle) fein zerkleinern. Mit Haferkleie, Weizenkleie und Inulin in einer großen Schüssel mischen.
In eine Dose oder ein verschließbares Glas füllen und löffelweise verwenden. Vorräte kühl und dunkel aufheben.

Bewegung

Aktivität heilt Verstopfung

Der Einstieg in eine Lebensweise mit regelmäßiger Bewegung ist sicher eine schwierige Hürde für alle, die seit Jahren beim Sport keinen Schweißtropfen mehr vergossen haben. Es gibt hundert Gründe, sich nicht zu bewegen (keine Zeit, keine Gelegenheit, körperliche Behinderungen). Doch wer seinen Darm und damit den ganzen Körper regenerieren möchte, der kommt nicht drum herum, sich aus dem Sessel zu erheben und auf die Socken zu machen. Es lohnt, sich nach Aktivitäten umzusehen, die Sie einfach in Ihren Alltag integrieren können. Doch überfordern Sie den untrainierten Körper nicht mit plötzlichen Anstrengungen, das schadet eher und verdirbt einem den Spaß daran. Am besten ist es, sich jeden Tag regelmäßig zu bewegen und die Leistung nur langsam zu steigern. Oft sind Freunde hilfreich, die Freude an regelmäßiger Bewegung haben und einen beim Einstieg in sportliche Aktivitäten ein Stück begleiten.

Ideal: eine Stunde Bewegung täglich. Schweißtreibende Sportarten, die den Puls erhöhen, sorgen für gute Durchblutung der Verdauungsorgane

Wer Medikamente gegen chronische Erkrankungen einnimmt, sollte vorher mit seinem Arzt über das neue Bewegungsprogramm sprechen. Der Grund: Bei Typ-2-Diabetikern beispielsweise verändert sich der Stoffwechsel durch die Bewegung auf günstige Weise, und man kann Medikamente einsparen.

Wenn Sporttreiben trotz allem eigentlich nicht Ihre Sache ist und Sie keine Lust auf Vereine und Mannschaftsspiele haben, dann machen Sie sich statt dessen einfach auf den Weg. Einer Verstopfung kann man leicht davonlaufen, -radeln, -skaten oder -rudern. Wer mit der Bewegung lieber langsam beginnen möchte, hält sich ans Gehen. Diesen »Sport« muß man nicht erlernen, er kostet kein Geld, und man braucht außer einem Paar bequemer Schuhe und vielleicht einer Regenjacke keine weitere Ausrüstung.

Gute Gründe, sich in Bewegung zu setzen
- Bauch-, Becken- und Rückenmuskulatur helfen dem Darm bei seinen Aufgaben. Trainiert man sie, bewegt sich auch der Darm leichter.
- Wer die Muskeln kräftig spielen läßt, verbessert die Durchblutung im Bauchraum, die für die Versorgung der Verdauungsorgane zuständig ist.
- Körperliche Bewegung hilft beim Ausstieg aus der Alltagshektik. Weil der Körper Botenstoffe produziert, die entspannen und das Wohlbefinden fördern, fühlt man sich nach körperlicher Aktivität den Härten des Alltags besser gewachsen.
- Wer sich regelmäßig bewegt, schläft besser. Und nur während wir schlafen, kann der Darm ungestört arbeiten und eventuell vorhandene Schäden reparieren.

Strammes Gehen

Strammes Spazierengehen, auf neudeutsch »Power Walking«, bringt den Darm genausogut in Form wie Jogging oder andere anstrengendere Trainingsarten. Doch Sie benötigen dafür etwas mehr Zeit. Ideal ist eine Stunde täglich. Wenn Sie meinen, soviel Zeit nicht aufbringen zu können, versuchen Sie die Stunde in mehrere Etappen aufzuteilen. Wer morgens, mittags und abends jeweils 20 Minuten kräftig ausschreitet, kann das Bewegungspensum oft leichter in den Alltag integrieren. Berufstätige lassen beispielsweise das Auto stehen und gehen zur Arbeit. Oder Sie planen beim Arbeitsweg eine entsprechend lange Gehstrecke bei der Benutzung von Bus oder Bahn mit ein. Hausfrauen nutzen ihre Besorgungen für das tägliche Training. Wer bereits Rentner ist, hat es gut: Er kann sich immer neue schöne Gehstrecken aussuchen.

Sie gehen »richtig«, wenn Sie zügig ausschreiten und dabei etwas ins Schwitzen geraten. Darüber hinaus ist jedes Mittel recht, sich mehr Spannkraft zu verschaffen. So banal es klingt, auf die Dauer bringen auch Kleinigkeiten viel. Verzichten Sie deshalb auf den Fahrstuhl, und benutzen Sie die Treppe, auch wenn es anfangs schwerfällt. Nehmen Sie das Rad zum Einkaufen, oder arbeiten Sie im Garten. Wer es geschafft hat, mindestens eine Stunde täglich aktiv zu sein, wird schnell vergessen, wie sich ein verstopfter Darm anfühlt.

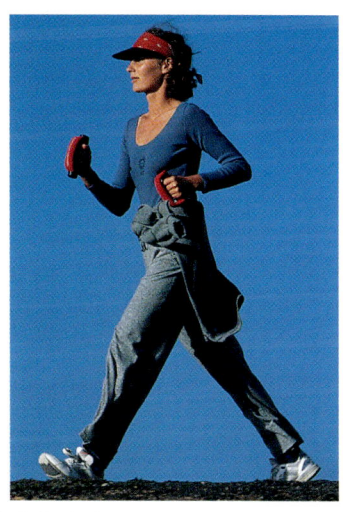

Planen Sie genug Zeit für Bewegung ein. Mindestens eine Stunde täglich sollen die Muskeln kräftig arbeiten, damit der Darm angeregt und gut durchblutet wird

Für schwere Fälle

Ist der Darm seit Jahrzehnten durch die regelmäßige Einnahme von Abführmitteln geschädigt, plagen ihn Erkrankungen oder ist die allgemeine körperliche Konstitution sehr angegriffen, braucht man ein gutes maßgeschneidertes Bewegungstraining und Hilfe vom Profi. Der Arzt gibt Ihnen dann ein Rezept für ein medizinisches Aufbautraining in einer physiotherapeutischen Praxis. Versuchen Sie lieber nicht, sich selbst Übungen beizubringen, für die es in Büchern oder Zeitschriften oft Anleitungen gibt. Sie könnten, ohne es zu merken, genau das Falsche tun. Gute Physiotherapeuten (Heilgymnasten) zeigen Ihnen, welche Übungen für Sie geeignet sind, und überprüfen Ihre

Körperhaltung dabei. Wichtig ist es, sich ein kleines, überschaubares Programm zuzulegen, das man später ohne Hilfe täglich ausführen kann.

Nachdem Sie einige Monate geübt haben, gehen Sie am besten noch einmal zu Ihrem Physiotherapeuten und bitten ihn um Kontrolle, ob Sie noch alles richtig machen. Denn oft schleichen sich Haltungsfehler ein, die man selbst nicht bemerkt. Sie machen die Übungen manchmal unwirksam, schlimmstenfalls könnten Ihnen falsche Übungen sogar schaden.

Streß abbauen

Gehen Sie nach der Arbeit spazieren oder zu Fuß nach Hause. Schreiten Sie dabei kräftig aus, und lassen Sie den Tag in Ihrem Kopf Revue passieren. Verabschieden Sie sich dabei innerlich von Ihren Sorgen und Pflichten

»Darmträgheit« nennt es die Werbesprache der Abführmittel-Hersteller, wenn sich der Darm nicht prompt und pünktlich zum gewünschen Zeitpunkt entleert – weil sich etwa gerade eine Lücke im Terminkalender ergibt. Die Werbung vermittelt uns den Eindruck, als sei unser Verdauungsorgan faul und unwillig und müßte mit einem Abführmittel gedrillt werden. Tatsächlich sind jedoch oft wir die Ignoranten, weil wir uns nicht die Mühe machen, die einfachen und bescheidenen Bedingungen zu erfüllen, die unser Ausscheidungsorgan an eine vernünftige Lebensführung stellt.

Beim gesunden Menschen reguliert der Körper das Ausscheiden des »Abfalls«, also die Entleerung des Darms, durch innere Signale diskret und perfekt. Es ist die Aufgabe des vegetativen Nervensystems, diese »automatische« Steuerung lebenswichtiger Organfunktionen zu übernehmen. Um für alle Lebenslagen vorbereitet zu sein, bedient sich der Körper zweier gegenläufiger Nervensysteme. Das eine, Sympathikus genannt, steht für alles, was nach außen gerichtet ist: Aktion, Aufmerksamkeit, Anspannung. Der Gegenspieler, der Parasympathikus, regiert das Innenleben. Er hat die Oberhand im Körper, wenn es um Verdauen, Entspannen und – last but not least – um das Ausscheiden von Urin und Kot geht. Hat der »geschäftige« Sympathikus die Oberhand, wird im Verdauungstrakt mit halber Kraft gearbeitet. Erst wenn der Mensch zur Ruhe kommt und der Parasympathikus das Regiment übernimmt, wird der Darm lebendig, bewegt sich kräftig, und die Verdauungssäfte fließen reichlich.

Reine Nervensache

Unser Verdauungstrakt besitzt ein großes ausgeprägtes Nervengeflecht, das wie ein zweites Gehirn sensibel auf äußere Einflüsse reagiert. Darmnerven leiden unter dem Trommelfeuer negativer Außenreize. Als Folge können schließlich Fehler bei der Übertragung von Botschaften entstehen, die den ordnungsgemäßen Ablauf im Darm beeinträchtigen. Schlimmstenfalls stören solche Fehlsteuerungen die Beweglichkeit der Darmmuskeln so sehr, daß eine chronische Verstopfung entsteht. Damit es erst gar nicht soweit kommt, muß zwischen dem »aktiven« Sympathikus und dem »entspannenden« Parasympathikus ein Gleichgewicht herrschen.

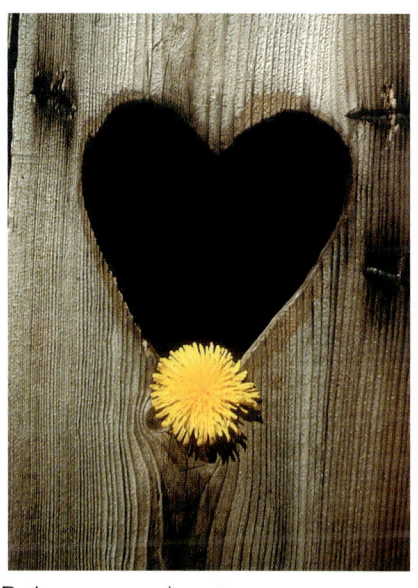

Unser Ausscheidungsorgan mag vor allem Regelmäßigkeit und Ruhe. Hektik ist ihm verhaßt

Ein hektisches Arbeitsleben ohne regelmäßige Ruhepausen, wechselnde Schichtarbeit und häufige Fernreisen durch Zeitzonen beeinflussen den Darm negativ. Aber auch streßreiche Freizeitgewohnheiten wie etwa nächtelanges Wachbleiben, um Techno zu tanzen, am Computer zu sitzen oder durch die Kneipen zu ziehen, stören die inneren Regelkreise des Verdauungssystems.

Verstopfung ist oft die Folge eines aufreibenden Lebensstils. Regelmäßige Entspannung, das Abreagieren von Streß durch Bewegung und ausgedehnte Ruhephasen können das aufgeputschte Nervensystem im Bauch besänftigen und es häufig sogar so weit regenerieren, daß die Beschwerden wieder verschwinden.

Den Darm trainieren

Glücklicherweise vermag der Mensch positiv auf das vegetative Nervensystem des Darms einzuwirken. Das geht, weil ein großer Teil der Funktionen durch Reflexe geregelt wird. Sie lenken Körperfunktionen, für die keine bewußte Kontrolle notwendig ist. Das Gute daran: Unser Nervensystem kann Reflexe »lernen«, also durch Training erwerben. Hier geht es um die so oft zitierten »bedingten Reflexe«.

Der russische Nobelpreisträger Iwan Petrowitsch Pawlow beobachtete sie bereits 1904 an einem Hund. Das Tier bekam sein Futter immer zusammen mit einem Klingelzeichen. Natürlich lief ihm beim Anblick des Futters »das Wasser im Munde« zusammen. Nach längerer Wiederholung des Rituals »Futter plus Glockenzeichen« produzierten die Drüsen des Tiers auch dann Speichel, wenn zwar die Glocke ertönte, aber weit und breit kein Futter in Sicht war. Pawlow bewies damit, daß auch äußere Reize, die in keinem ursächlichen Zusammenhang mit dem

Körpertherapie hilft

Eine Reihe von Körpertherapien (z. B. Yoga, Atemtherapie, Osteopathie, Feldenkrais) können die Regulation der Verdauung beeinflussen. Unser Nervensystem reagiert auf wirksame Körpertherapien verblüffend schnell mit Entspannung, die der Darm dann mit gut vernehmbarem Geglucker und Rumoren verkündet. Die durchdringenden Äußerungen des Bauchs sind den Behandelten oft peinlich. Ganz zu unrecht, denn Therapeuten hören das laute Kollern gern. Sie erkennen an den Darmgeräuschen, ob ihre Arbeit erfolgreich ist. Denn der Darm kollert nur, wenn der Behandelte sich entspannt und das unbewußte vegetative Nervensystem im Verdauungstrakt die Führung übernimmt.

Den Darm trainieren

Geschehen im Körper stehen, einen Reflex auslösen können, der die inneren Abläufe beeinflußt.

Diese Möglichkeit des Lernens hat auch unser Darm. Wir können ihn also auf Reflexe für eine prompte Verrichtung trainieren, indem wir ihm für eine Weile immer das gleiche Zeichen geben, wenn wir uns entleeren wollen. Natürlich muß es kein Glöckchen sein, wie es Pawlow verwendete. Gut funktionieren kleine Rituale, wie mancher sie pflegt, wenn er etwa die Zeitung ergreift, bevor er seinen »Geschäften« auf der Toilette nachgeht. Auch wer nur kann, wenn er den Schlafdreß auszieht und kalte Luft den Po umfächelt, der hat seinen Darm auf bestimmte Signale und damit auf »Pünktlichkeit« geprägt.

Am besten reagiert der Darm, wenn wir seinen natürlichen Biorhythmus beachten. Weil der Darm nachts arbeitet, also während wir ruhen, möchte er die Endprodukte seiner Arbeit gern morgens nach dem Frühstück loswerden. Jedenfalls ist dies bei den meisten Menschen so. Wer jeden Morgen um dieselbe Zeit nach einem ausführlichen Frühstück entspannt ein Liedchen summend zum Klo geht, kann sicher mit Erfolg rechnen. Das Frühstück spielt eine wichtige Rolle. Es füllt den Magen und gibt damit ein internes Signal, den sogenannten gastrokolischen Reflex. Er sagt dem Dickdarm, wann er Platz schaffen muß für den Nachschub. Wenn sich der Darm daraufhin rührt, sollte man gehen.

Wer dann keine Zeit hat, stoppt den Darm auf »unfreundliche« Art. Zwar verschwindet das Bedürfnis bald und zeigt sich erst einige Stunden später wieder. Doch im Laufe des Tages wird die Chance für einen beschaulichen Gang zum Klo geringer, jedenfalls bei berufstätigen Menschen. Wer dann die Wünsche des Körpers noch einmal mißachtet und sich vielleicht auch am nächsten Tag nicht die Zeit nimmt, den Darm in Ruhe zu entleeren, löst die Verstopfung selbst aus. Übertönen Streß und Hektik die leisen Signale des Körpers immer wieder, gibt der Darm auf. Eine chronische, selbst antrainierte Verstopfung beginnt.

Ein Organ, das immer Nachtschicht schiebt: Der Darm arbeitet im Schlaf besonders intensiv. Deshalb ist morgens die beste Zeit, ihn zu entleeren

Pluspunkte für den Darm

Eine Gebrauchsanleitung für das ideale Morgenritual ist schwer weiterzugeben. Die meisten Erwachsenen haben für die erste Stunde nach dem Aufstehen bereits ausgeprägte Gewohnheiten

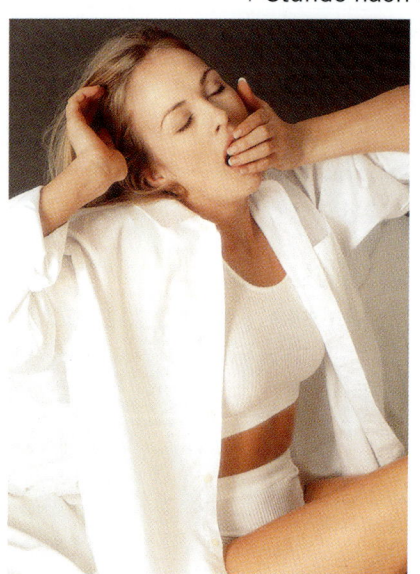

und einen mehr oder weniger straffen Zeitplan. In diesen vertrauten Ablauf müssen sich die neuen darmfreundlichen Rituale eingliedern. Nur wenn sie zum Tagesablauf und zu den sehr persönlichen Eigenarten desjenigen passen und ihm gut gefallen, wird eine Gewohnheit daraus. Und nur die Gewohnheit garantiert den langfristigen Erfolg.

Muße spielt eine große Rolle beim Etablieren neuer Gewohnheiten. Es gelingt Ihnen sicher nicht, sich ein nettes neues Ritual anzugewöhnen, wenn Sie zehn Minuten nach dem Weckerklingeln aus dem Haus hetzen und dabei den letzten Bissen Brot in den Mund stopfen. Der Körper muß Zeit für seine Bedürfnisse haben, sonst rächt er sich mit funktionellen Störungen wie etwa der Verstopfung.

Zeit für einen gesunden Darm

Am besten gelingt das Einlösen guter Vorsätze, wenn man an einem Tag beginnt, an dem kein Wecker klingelt. Probieren Sie aus, was Ihnen gut gefällt und am meisten zusagt. Für manche Menschen ist es richtig, erst einmal eine oder zwei Neuerungen einzuführen und nicht gleich in das volle Zielprogramm einzusteigen. Am besten beginnen Sie mit dem Etablieren neuer Gewohnheiten gleich nach dem Aufwachen. Aber keine Sorge, eine darmfreundliche Lebensweise ist überhaupt nicht anstrengend, sondern im Gegenteil äußerst angenehm. Man muß sich nur die Zeit dafür nehmen.

Zeit für einen gesunden Darm

- Springen Sie beim Aufwachen nicht gleich hoch. Legen Sie sich lieber auf den Rücken, dehnen und recken Sie sich, spüren Sie Ihren Körper. Jetzt legen Sie die Hände auf den Bauch, und zwar so, daß die Handgelenke auf den Hüften ruhen und die Fingerspitzen sich vorn treffen. Lassen Sie beide Hände dort einige Minuten liegen. Fühlen Sie die Wärme.
- Jetzt streicheln Sie Ihren Bauch eine Weile mit kreisförmigen Bewegungen im Uhrzeigersinn um den Nabel, dann entgegengesetzt. Konzentrieren Sie sich dabei auf die Wärme und Weichheit, die Sie fühlen. Probieren Sie aus, wie stark der Druck beim Streicheln sein muß, um möglichst angenehm zu wirken.
- Trinken Sie in Ruhe mindestens einen Viertelliter von einem am Vorabend bereitgestellten Getränk. Es kann Wasser sein, verdünnter Fruchtsaft, Kräutertee, Buttermilch oder Kornkaffee. Es kann lauwarm oder gekühlt sein (Thermoskanne), aber auch Zimmertemperatur aufweisen, ganz wie Sie es am liebsten mögen. Nur auf schwarzen Tee verzichten Sie besser, denn die enthaltenen Gerbstoffe könnten den Darm stoppen. Bohnenkaffee löst zwar bei vielen Menschen den Kloreflex aus, doch muß man den Darm nicht unbedingt auf dieses Getränk einstellen. Heben Sie sich Ihre Tasse Kaffee besser für das Frühstück auf.
- Stürzen Sie Ihren Morgendrink nicht hinunter, trinken Sie in Ruhe, und bleiben Sie dabei im Bett liegen. Sie können natürlich lesen (nichts Aufregendes) oder Musik hören. Wichtig ist nur, daß Sie sich in Ruhe auf den Tag vorbereiten.
- Wer bisher im Vorübergehen oder gar nicht gefrühstückt hat, kann sich jetzt neu orientieren. Setzen Sie sich an den gedeckten Tisch, und konzentrieren Sie sich allein auf Ihr (hoffentlich ballaststoffreiches) Frühstück. Verschieben Sie familiäre Diskussionen oder den Gedanken an berufliche Probleme auf später. Stellen Sie Lärmquellen soweit es geht ab. Sorgen Sie für Gelassenheit, und genießen Sie den Morgen.

In schwierigen Fällen hilft Ihnen vielleicht eine Hypnosetherapie bei einem seriösen Therapeuten, sich ein wirksames Ritual fürs Klo anzueignen

Verstopfung ade

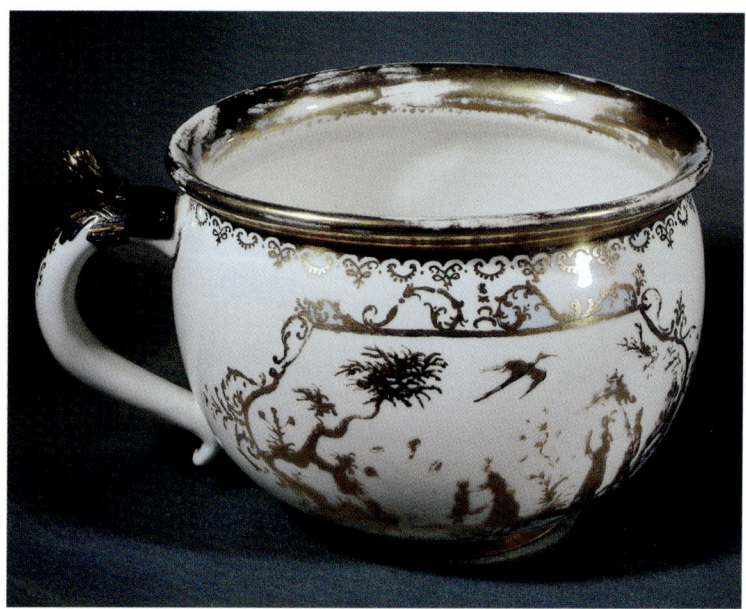

Nach Gebrauch eines
Abführmittels dauert
es Tage, bis der Darm
wieder so weit mit
Nahrungsresten an-
gefüllt ist, daß er
signalisiert:
Es ist soweit!

- Wenn Ihr Frühstück nicht nur aus einem halben Toast besteht, sondern den Magen einigermaßen füllt, signalisiert
ein gesunder Darm bald nach dem Essen: »Ich bin soweit,
bitte geh zum Klo.« Ist Ihr Darm jedoch seit Jahren durch
Abführmittel gestört, muß er erst wieder lernen, daß man auf
ihn hört. Er gewöhnt sich jedoch verblüffend schnell an ge-
regelte Verhältnisse, wenn man etwas Geduld aufbringt.
- Jetzt ist der Zeitpunkt für das neue »Klo-Ritual« gekommen.
Damit senden Sie dem untrainierten Darm ein Signal, um
ihm zu zeigen, wann es »losgehen« soll. Ihr neues Ritual
könnte zum Beispiel so aussehen: Sie gehen auf Ihr hoffentlich »wohnlich angenehmes« Klo. Sie setzen sich und schau-
en aus dem Fenster, zählen die Fliesen an der Wand oder
träumen einen kleinen schönen Tagtraum. Oder Sie pfeifen
eine kleine Melodie, die Sie besonders mögen, und warten
ab, was sich tut. Es gibt viele Wege zum Ziel. Wichtig ist nur,

sich auf eine kleine Zeremonie einzulassen, die man gern zelebriert. Nur dann entsteht eine Gewohnheit, die auch unter schwierigen Umständen beibehalten werden kann.

- Setzen Sie sich hin, stellen Sie dabei die Füße im etwa schulterbreiten Abstand fest auf den Boden, und warten Sie 10 bis 15 Minuten. Pressen Sie nicht. Versuchen Sie einfach, sich und vor allem den Bauch zu entspannen. Wenn es beim ersten Mal nicht klappt, gehen Sie nach der Wartezeit zur Tagesordnung über. Versuchen Sie nicht, etwas zu erzwingen. Bedenken Sie: Falls Sie noch ein Abführmittel nehmen, zwingt es dem Darm einen eigenen Rhythmus auf. Geben Sie dem Nervensystem Zeit zu lernen und auf die neuen Zeichen zu reagieren.

Und wie geht's weiter?

Haben die Verdauungsorgane schon lange unter dem Einfluß von drastischen Abführmitteln gestanden, kann es Monate dauern, bis sich Muskeln, Nerven und Schleimhaut so weit erholt haben, daß sie ihre Arbeit wieder erfüllen. Meist zeigen sich die Erfolge allerdings schon nach wenigen Tagen. Doch auch wenn Ihr Darm länger braucht: Geduld zahlt sich aus.

Nicht vergessen:
- Ausreichend ballaststoffreiche Grundnahrungsmittel essen
- Viel trinken, am besten morgens nüchtern damit anfangen
- Täglich eine Stunde Bewegung einplanen
- Dem Darm genug Zeit geben, damit er sich entleeren kann
- Regelmäßigkeit üben – nicht nur beim Essen …
- Niemals Konflikte beim Essen lösen
- Starken Lärm meiden

Anhang

Register

Adressen

Wer einen Spezialisten (Facharzt
für Enddarmleiden) sucht,
schreibt mit einem frankierten
Rückumschlag an den:

**Berufsverband der Coloproctologen
Deutschlands e. V.**
Prinzregentenstraße 121
81677 München
(Keine telefonische Auskunft)

Ballaststoffe zum Bestellen:
ArteFakt Marktplatz
Am Bogen 5
27412 Wilstedt
Telefon: 042 83/98 20 86
Fax: 042 83/98 20 87

Die Autorin:
Elisabeth Lange hat Ernährungswissenschaften studiert (Diplom-Ökotrophologin). Sie arbeitete viele Jahre als Redakteurin für den Bereich Essen und Trinken bei einer großen deutschen Frauenzeitschrift und später als Chefredakteurin eines bekannten Kochbuchverlags. Heute lebt sie als freie Autorin in Hamburg. Sie schreibt regelmäßig über Kulinarisches in Zeitschriften und hat sich als Buchautorin auf Ernährungsratgeber spezialisiert.

Bildnachweis:
AKG: 29
Bavaria/Masterfile: 35
Camera Press/Hutchings: 7; -/Shaz: 90
C. Hansmann: 3, 46, 52, 92
IFA/Diaf: 5; -/Tschanz: 87
Jahreszeiten/Dahl: 27
Jump: 85
M. Kage: 20
Mauritius/SST: 59
Mosaik/Brauner: 13, 79; -/Endress: 70; -/Köhnen: 67;
-/Newedel: 39, 57; -/Studio A63: 82
Ortho Press, Köln: 17
StockFood/Bumann: 24
T. Stone/Darrel: 43; -/Davies & Starr: 23; -/Gentieu: 10;
-/Orel: 73; -/Perlstein: 2, 75
Transglobe/Chederros: 31; -/Reporters: 51; -/Schroeder: 62

Redaktion: Ulrike Erbertseder
Bildakquisition: Elisabeth Franz
Umschlaggestaltung: Design Team München
Umschlagfoto: G+J Fotoservice, photonica/Hiroshi Hava

© 1999 Mosaik Verlag München
in der Verlagsgruppe Bertelsmann GmbH / 5 4 3 2 1
Satz: Buch-Werkstatt GmbH, Bad Aibling
Druck: Alcione, Trento
Bindung: Ecoprint, Lavis-Trento
Printed in Italy
ISBN 3-576-11240-5